スタッフを支え・成長を促す**面談スキル向上!**

看護管理者のための

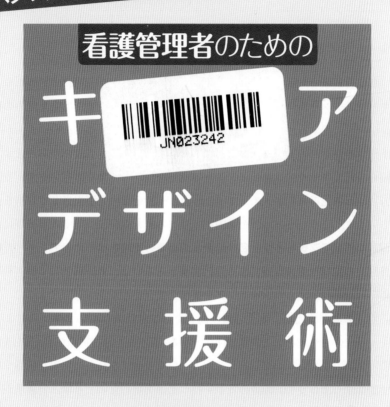

キャリア
デザイン
支援術

NPO法人 看護職キャリアサポート 代表
株式会社はたらく幸せ研究所 代表取締役

濱田安岐子

MC メディカ出版

看護職としてどう生きるか、どう社会に貢献するか

◉ キャリアカウンセリングで看護職の社会貢献をサポートしたい

　私は看護職であると同時にキャリアコンサルタント（国家資格）でもあります。キャリアコンサルティングは、職業選択や職業生活設計または職業能力の開発および向上に関する相談に応じて、助言および指導を行うことをいいますが、その手法はそれぞれのキャリアコンサルタントの背景によって違いがあります。人材紹介会社でキャリアコンサルタントの資格を生かして働く方もいます。支援する方法は転職先の選択がメインです。また、一般企業の人事担当者で資格を持つ方もいます。こういう方は、企業内キャリアの能力開発について人事管理における面談を通して支援します。私の場合、看護職の支援を専門にしてきましたので看護能力の開発や看護実践による自己実現、あるいは、看護職として働き続けるための検討を目的にカウンセリングを提供してきました。

　看護の職能集団は、看護の質の向上を目的に活動しています。同じように、キャリアコンサルタントの職能団体である「日本キャリア開発協会（JCDA）」も、キャリアカウンセリングを通して個人の自立と幸せな社会の実現を目指すための活動をする団体です。両方の背景を持つ私が実現したいことは、看護職が社会に求められる期待に応えるために、キャリアカウンセリングの提供によって看護職個人が自立して専門性を発揮し、幸せな社会へ貢献することを実現することです。看護職のキャリア支援活動をしてきた私のこれまでの経験を紹介しながら、そのエッセンスを読者の皆様に伝えたいと思っています。

◉ 看護職のありようが問われる時代に

　来る 2025 年、団塊の世代が 75 歳以上になり社会保障費が急増する超高齢社会に期待される看護職の役割。そして 2030 年問題――2015 年には約 7,700 万人以上

いた生産年齢人口が2030年には約6,800万人になる──に向けての大きな変化（働き方改革）が進んでいます。また、この書籍を作っているときに、新型コロナウィルス感染症の世界的流行が起こり、医療への多大な影響は看護職のキャリアにも大きな変化を及ぼしたように感じます。看護職に対する認識や期待、一方で、差別問題などが浮かび上がりました。受け止め方は立場などによってさまざまであるとは思いますが、看護職の働き方にも大きく影響を及ぼしていることは間違いないでしょう。この状況をどのように受け止めているのか、経験していることが自分のキャリアに影響することを意識しているのか、管理者であれば、まずはスタッフと話をすることから始めたいものです。近年の日本は地震や災害など予期せぬ大きな出来事に揺れ動いているように思えます。看護職は人の健康を支援することで生き方を支える職業ですから、大きな出来事があるたびに、看護職としてのありようを問われていると実感します。大きな波に飲み込まれて自分の人生を見失うことのないように、自分がどう生きていきたいのか、看護職である自分がどう社会に貢献するのか、その手段を一緒に考えてほしいと思っています。

*

　本書は、『ナーシングビジネス』誌の連載を元に、一冊の本という形にしたものです。今回、このような書籍を出版できる機会をいただきましたこと、ご支援いただいた皆様に感謝申し上げます。私は2006年に、フリーランスで看護職のキャリアを支援する道を選択しました。30歳代半ばのことですから、看護職としては未熟かつ看護の世界しか知らない世間知らずの若輩者でした。ただただ、看護職が元気に働き続けて患者さんにも質の良いケアをするために自分の出来ることをしたいという思いだけでスタートしました。本書の上梓を前にしてこれまでを振り返ると、自分が皆様に支援されてここまで歩んでこられたことに気づかされます。健康に自分らしく生きることを共に支える仲間として、今後も、読者をはじめ看護職の皆様と一緒に歩んでいきたいと思います。

2020年7月

濱田安岐子

看護管理者のための
キャリアデザイン支援術

CONTENTS

1章 キャリアデザインの理論

シーン別に学ぶ
キャリアカウンセリング

3 章 ダウンロードできる
ワークシート＋シートの解説

ワークシートのダウンロード方法

「ワークシート」は、WEBページからダウンロードすることができます。以下の手順でアクセスしてください。

■メディカ ID（旧メディカパスポート）未登録の場合

メディカ出版コンテンツサービスサイト「ログイン」ページにアクセスし、「初めての方」から会員登録（無料）を行った後、下記の手順にお進みください。

https://database.medica.co.jp/login/

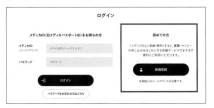

■メディカ ID（旧メディカパスポート）ご登録済の場合

①メディカ出版コンテンツサービスサイト「マイページ」にアクセスし、メディカ ID でログイン後、下記のロック解除キーを入力し「送信」ボタンを押してください。

https://database.medica.co.jp/mypage/

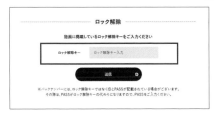

②送信すると、「ロックが解除されました」と表示が出ます。「ファイル」ボタンを押して、一覧表示へ移動してください。

③ダウンロードしたい資料のサムネイルを押すと「ダウンロード」ボタンが表示され、資料のダウンロードが可能になります。

ロック解除キー　careerdesign

本書は、小社刊行の月刊誌『ナーシングビジネス』2017 年 6 月号〜
2019 年 3 月号に連載していた「キャリア交差点」を元に加筆・修正を
加えて刊行されたものです。

1章

キャリアデザインの理論

1. 看護のキャリアをデザインするということ

○ キャリアを "生き方" としてとらえてみる

　看護職にとってキャリアとは、どのような意味合いをもつ言葉でしょうか。組織の階梯（階段）を昇る、あるいは、興味のある専門分野を極めるといったようにとらえられることが多いかもしれません。本書では、キャリアの枠組みを広げ、"生き方" としてとらえ直し、自分の生き方と看護職としてのキャリアをどのように融合させながら、自分なりの人生のテーマを再構築していくのかを考えていきます。

　看護職の働く環境は、情報があふれています。それ故に、目の前のことに捕らわれがちです。そうはいっても、目の前のことばかりではなく、社会の動きにも関心をもたなければと考えて情報収集する看護職もいます。目新しくキラキラして見える、自分を幸せに導いてくれそうな情報があると、飛びつきたい気持ちにもなります。しかし、情報というのはさまざまな意図が隠されています。情報に右往左往するのではなく、その情報元の意図を確認しつつ、自分自身の生きる意味とどのようにつながっているのかを確認できなければ、自分の人生を生きることはできません。「あなたの人生のテーマはなんですか？」。

○ 「大事にしたい看護」を考えることがキャリアを考えることにつながる

　そもそも、キャリアデザインは働き方のデザインと考えられます。「キャリア」と言われると「就職」や「経歴」「転職」「出世」「昇進」「資格取得」などをイメージする人もいるかもしれません。しかし、「キャリア」という言葉は生き方を示すものであり、よく引用されるダグラス・T・ホールによって「キャリアとは、ある

ひとの生涯にわたる期間における、仕事関連の諸経験や諸活動と結びついた態度や行動における個人的に知覚された連続である」と定義されています。言葉自体は馬車の轍が語源とされ、通ってきた道を振り返ってみたときに、そこについていたその車輪の軌跡（轍）が「キャリア」です。ですから「キャリアを考える」とは、目標設定と達成のための計画

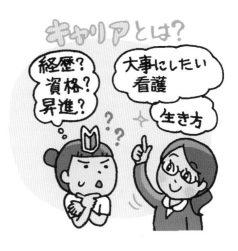

を考えることではありません。どこに向かっているかではなく、その轍をどのような軌跡にしようとしているのか、太さや深さ、形、曲がり方、通った道などを大事にしていくことがキャリアを考えることであり、デザインすることなのです。

　看護職で言うならば、どのような看護を大事にしていくのかが考えられていなければ、看護のキャリアデザインにはなりません。看護職としての生き方は大事にしたい看護に現れるからです。そしてそれが、自分自身の人生のテーマにつながっていると考えます。とはいえ、最近は看護の経験ではなく、資格を活かして医療や介護に関係しつつキャリアを歩む人も増えています。そのような場合、看護職としてのキャリアデザインではなくなる場合もあります。

◉ キャリアカウンセリングとは、仕事を通じて生きる意味を見出すこと

　私が看護職のキャリアデザインを支援するときの手段は、キャリアカウンセリングです。キャリアカウンセリングで扱う事柄は過去の経験です。デザインをするというと未来のことを話し合うイメージかもしれませんが、思い付きで話し合っていても意味がありません。もちろんチャレンジしたい気持ちは応援しますが、キャリアカウンセリングでは「本当にそれがあなたの自己実現になりますか？　人生のテーマにつながっていますか？」という問いを一緒に考えていきま

> ・自分自身の経験やスキル、性格、ライフスタイルなどを考慮し、仕事を通じて自分自身が実現したい将来像に向かって、どのようなキャリアを歩んでいくかを主体的に考えて行動していくこと。
> ・単なる資格の取得や職業上のコースの選択、働く時間、働く場を見つけることではなく、自分自身が将来的に何をしたいのか、どうなりたいのか、自分自身が社会の中でどのような役割をしていく人間になるのかを考えていくということ。
>
> 　資格や職場や時間は手段でしかない。その働き方を通じて自分がどういう人間になりたいのかを考えていくことである。

図　NPO 法人看護職キャリアサポートのキャリアデザインの考え方

す。「キャリア」とは生き方であるという前提から、キャリアカウンセリングは仕事を通して生きる意味を見出すことだと考えることができます。

　当法人で提供するキャリアデザインの支援は、看護職として社会の中でどのような役割をしていく人間になるのかを考えていくことを大事にしています(図)。そして、その役割を発揮するための成長の方向性を考え、過去の自分に出会いながら、自分はどうありたいのかに気づくための支援が必要です。

　看護職のキャリアデザインの多くは、看護経験を通して成長していくために患者との出会いや職場での出来事を自分がどのようにとらえて、何を学ぼうとするのかという方向性を考えることになります。未来の自分に向かって歩もうとする第一歩がキャリアデザインの始まりです。オープンマインドで準備することによって、出会う偶然が幸福なキャリアにつながるという理論を提唱しているクルンボルツは「人生には保障されているものはなにひとつありません。唯一確かなことは、何もしないでいる限り、どこにもたどり着かないということです」というメッセージを発信しています[1]。自分の可能性を信じて、新たな自分に出会うためのチャレンジによって将来に向かうキャリアに自然と拓かれていきます。

● 引用参考文献

1)　J. D. クランボルツ，A. S. レヴィン著. その幸運は偶然ではないんです！. 東京，ダイヤモンド社，2005，4.

2. 看護職のキャリアデザインにおける タイミングと課題

◉「分かれ道」に立ったとき、キャリアデザインを意識することが多い

　キャリアデザインは経験を通して自分を客観視することから始まります。そして、自分がどのような「ありたい姿」を思い描いているのかを客観的に検討します。その結果、この先、どのようなキャリアを歩みたいと考えるのかを自己決定するというプロセスがあります。そういう意味では、「あれ？　私が経験したこのことって、何か、私のキャリアに関係している感じがする」あるいは、「大事なこの経験を、自分のキャリアに活かすために検討しておきたい」といった、自分がキャリアをデザインしたいと考えたときこそが、キャリアをデザインするタイミングであると考えることができます。

　多くの看護職が自分のキャリアデザインを意識するのは、何かの分かれ道に立ったときです。例えば、上司に主任になることを勧められたり、自分の目標と感じられる看護職と出会う、あるいは、大きなショックを受ける出来事に出会う場合もあるかもしれません。何らかの選択を迫られる経験や自分の働

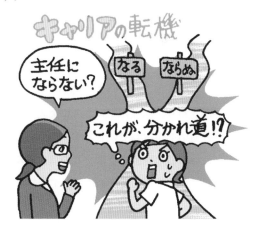

き方を揺さぶられる経験は、今までの道を突き進むのか、その先にあることは何か、新たなチャレンジをしてみようかなどなど、改めて自分の働き方や生き方を考えるきっかけとなります。これは、キャリアの転機（トランジション）と言わ

13

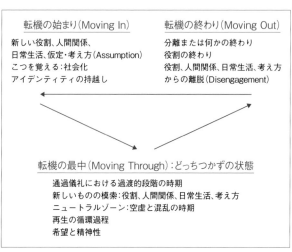

図 トランジション・プロセスの統合モデル（文献1より引用）

れます。ナンシー・シュロスバーグは、人生上の出来事に対処していくことで生涯発達をするという視点からキャリアをとらえています。まずは、その転機が予測していたことか、予測していなかったことなのか、あるいは、予測していたことが起こらなかったのかという3つのタイプのどの転機であるのかによって人生への影響を考えていくという理論です。また、その乗り越え方についてもプロセスとしてモデル化されています（図）。転機の始まりは新たな役割や人間関係、日常生活が変わり、転機のプロセスに突入していきます。転機の最中には、新しいことへの適応を模索していきます。そして、転機の終わりを迎えます。

　私がこの転機の理論を意識するのは、職場を変えた看護職に対する支援をするときです。中途採用の看護職に対して適応支援をするためのキャリアカウンセリングを提供している際に考えるのは、「このナースはどのような転機があってこの職場に来たのだろうか」そして、「転機のプロセスにおいてはどの段階にいるのだろうか」といったことです。これから新たな場所で新たな気持ちで看護をしていこうとする看護職が経験している転機は、どのような意味があるのか、そして、その意味を本人が感じられる、気づけるようなカウンセリングができるよう、一

緒にその経験について観ていくわけです。その「経験を一緒に観る」ことがキャリアカウンセリングの導入であり、経験から本人が気づきを得て、そして、これからどのようにキャリアを進めていこうかという意思決定につながります。このプロセスがキャリアデザインになります。

◉ 夢や憧れをもつきっかけとなった経験に、「ありたい姿」が映し出されている

「キャリアデザインをしましょう」と言うと、何の脈絡もなく5年後、あるいは10年後の自分を妄想し、そこに至るまでの人生計画を立てることと思っている方が多いかもしれません。妄想のなかには憧れや夢が映し出されていることもあります。もちろん、そういう手法でデザインをする場合があってもよいかもしれません。しかし、憧れや夢をもつきっかけとなった経験があるはずです。そこに自分の「ありたい姿」が見えてきます。何かになりたい自分、資格が欲しい自分、出世したい自分など、そんな自分にどのような「ありたい姿」が映し出されているのでしょうか。そうして経験からキャリアを検討してみると、妄想していた自分が本当に実現したかったことは別のことだったという結論に至る場合もあります。多くの人は自分がどうありたいのかを考えずに、そしてありたい姿を意識せずに生活しているように思います。そこには、デザインをすることの意味がわからないままに職業生活を送っているという現実が見えてきます。憧れや夢を叶えるために行動した結果、「私がしたかったのは、このことではなかった」と気づく人もいます。こういうことを繰り返していく人生で疲れ切ってしまった、自分はどこに行けば（何をすれば）幸せになれるのかという苦しい思いで私のカウンセリングを受けに来る人も少なくありません。

◉ 職業選択や資格、肩書だけがキャリアデザインではない

近年、義務教育から大学に至るまで、キャリア教育が充実してきました。しかし、その内容は職業選択に留まっています。その先、職業を通じて何を自己実現

するのかを社会人になってから考えるためのシステムが充実していません。子どもの頃に検討するキャリアとしての職業選択は、「何になりたいか」という課題を解決するための手段になっています。看護職になることがゴールとなり、そして、看護職として就職したのちには一人前になるために学び続けます。誰にも指導されなくても看護の仕事ができるようになったとき、その先のキャリアをどのように考えていくのでしょうか。ゴールのその先の考え方はさらに、認定資格、専門資格、職位の取得、働く場の選択と、次のゴール設定をし続けなければなりません。そのため、ゴールが決められない看護職はキャリアデザインができない看護職と認識され、そして、何かの肩書がついた看護職はキャリアをデザインできた優秀な看護職として認識されているのです。キャリアとは一体何でしょうか。

◉ ありのままをとらえ、そこに何があるかを考えてみよう

　看護職のキャリアデザインを支援するなかで課題だと思うことがあります。それは、自分がどうありたいのかを考えることのできない看護職が多いということです。カウンセリングをしていると、自己否定と他者否定の繰り返しでグルグルと同じところを回り続けます。しかも、自己否定と他者否定をしている自分に気づくことができていません。否定したいのは、その奥に自分が大事にしたいことがあるからです。しかし、ありのままの自分を受け入れられていないため、自分の大事にしたいことを表現できないのです。残念ながら否定し続けている人はご自身を肯定的に見つめることができないので、カウンセリングで話を聴き続けても「ありたい姿」にたどり着きません。

　私のところにカウンセリングを受けに来る方は、何らかの悩みを抱えて訪ねてきます。悩んでいる内容を聞いていると、その話の方向性は人によってさまざまです。自分自信が大事にしていることに気づく人もいます。しかし、「誰かが何かをしてくれない」「他者は自分にこうするべき」「社会が悪い」「職場が悪い」と悩みの理由を自分以外に求める場合もあります。他者否定と自己否定は表裏一体です。物事を否定することから始まっている思考だからです。そのため、他者や組

織を否定しなくても自己否定をする場合は、同じことが起こっていると考えられます。看護職は問題解決志向によって訓練されているため、ありのままをとらえてそこに何があるのかを考えることが苦手なのかもしれません。キャリアカウンセリングは、そういった否定的な感情を見つめるためにもとても重要です。

● 引用参考文献 ──────────────────────────────

1) 渡辺三枝子. 新版 キャリアの心理学 キャリア支援への発達的アプローチ. 京都, ナカニシヤ出版, 2007, 137.

3. 看護管理者が スタッフのキャリアを支援すること

◎「ありたい姿」を見つけられないことから生まれる「青い鳥症候群」

　本書のテーマは、看護管理者のためのキャリアデザイン支援の方法を考えることです。看護職の「働き方」を見直すことは、キャリアデザインを支援することでもあります。しかし、前述したように、未来に向かってキャリアデザインをするためには「ありたい姿」を探索する作業が必要ではあるものの、自分をありのままに見つめる

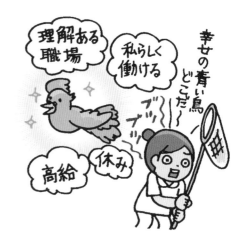

ことができない看護職には、「ありたい姿」を見つけることができません。

　「ありたい姿」を見つけることができない場合、どのようなことが起こるでしょうか。とにかく仕事上でつらいことや苦しいことがあると、すべてが誰かのせい、あるいは、自分には適性がない、という結論になります。そして、自分を大事にして、高く評価してくれる職場を探し始めます（青い鳥症候群）。

　看護職の働く臨床現場は、人手不足が解消されたことがありません。管理者は常に人を欲しがっています。ですから、簡単に退職を選択してすぐに次の就職先を見つけることができます。看護職の経済的価値は量に依存されている状況があるからです。さらに、新年度が始まるたびに新しい看護職が社会に送り出されていますが、超高齢社会のニーズが看護職の働く場を広げていくため、いつまでも充足されない状況が続きます。こうしたことにより、いつまでたっても看護職は

売り手市場であるため、退職してもすぐにほかの職場に転職できるという青い鳥症候群にはうってつけの状況が続いているのです。

◉ キャリアカウンセリングは、職業的アイデンティティを明確化してくれる

　看護管理者の人材管理の目的は人の有効活用です。職場のビジョンを実現するために人を活かす管理をすることです。看護職が働き続けたいと思える職場を構築していかなければ、人を活かすまでには至りません。では、看護職に働き続けてもらうためにはどうしたらよいのでしょうか。そこが、キャリアカウンセリングの活かしどころなのだと私は考えています。

　看護職に対する職場におけるキャリアカウンセリングの効果は、職業的アイデンティティの明確化です。職業的アイデンティティは、仕事をするうえで自分らしさを保つこと[1]であり、看護職の場合、自分らしさと看護職として生きる自分が一致している感じが重要です。職場が自分らしくいられる場になっていると感じられること、そして、それ以前に自分らしさを感じて自己認識ができているか、その自分らしさを意識するためのカウンセリングが必要になるということになります。

　自分らしさは自分にしかわかりません。「こんな自分でいいのだ。みんな違って、みんないい」。そんなふうに思えたら、その自分を活かすために職場でどんな看護をすればよいのかを考えることができます。看護の普遍性はどこの職場でも働くことを可能にしてくれますが、職業的アイデンティティが明確になっていれば不満の原因を探したりすることなく、いまの職場で働き続けることができるのです。そんなことに気づくことができる看護職がチームのなかに増えていけば、働きやすく自己実現のできるやりがいある職場に変わっていきます。

◉ チームメンバーや患者と共に学び合って生きていくこと

　しかし、ここには、大きな課題があります。「そもそも、人は職業的アイデン

ティティが明確化した状態から職業についているのだろうか」ということです。初めて社会に飛び込む新社会人は、職業的アイデンティティを育てることもできていません。そして、自分らしく看護をするためにはある程度の技術習熟が必要になります。そういったことを踏まえて考えてみると、臨床の看護職は看護を通して職業的アイデンティティを育てながら、自分らしさを見つめ続け、そして、看護を職業とする社会人として成熟し続けることを選んだ集団であると考えられます。看護職同士、そして一緒に働く医療チームのメンバーや患者と共に学び合って生きていくことが、看護職としてのキャリアの本質なのではないかと思うのです。

● 引用参考文献

1) 桐井久美子. キャリアにおける主体的な仕事の取り組み：キャリア・パースペクティブと職業的アイデンティティに焦点をあてて. 商経学叢. 59 (2), 2012, 13-26.

4. キャリアデザインのための面談の手順

● 私たちが学ぶべきは、「自分自身」

　キャリアデザインを支援するための面談では、キャリアカウンセリングを活用します。キャリアカウンセリングは、困っていることを解決するための問題解決志向ではありません。それは、「みんな違って、みんないい」のですから、誰にも何も問題はないからです。

　私が活用するキャリアカウンセリングのスキルは、日本キャリア開発協会が推進する「経験代謝[1)]」という概念に支えられるカウンセリングスキルです。人は経験することによって成長するという考え方で、生物の新陳代謝のメカニズムと同様に経験を代謝させて成長していくということです。キャリアにおいては、経験から自分自身を探索し、自分らしく生きるためにデザインするプロセスと言えます。経験に映し出される自分を見つめ、そして、自己を知るということです。自己を知ることが学ぶこと、人が学ぶべきことは自分自身であると言えるでしょう。そうすることによって、自分を活かし、他者を活かし、社会で共に生きていくという訳です。

　少し哲学的ではありますが、看護職を自分の生き方として選んだ人たちは、もともと他者のケアをする仕事を選んだ人たちですから、こういうマインドをもつ人だと私自身は認識しています。中には「親に勧められて」「安定した経済力が魅力」など、ケアをする仕事を目的で職業を選択していない方もいます。しかし、どんな理由であれ、看護という職業を通して自己を知るという学びの必要性はあります。自分の夢を仕事にした場合は、もちろん幸せですが、その場合でも、理想とのギャップに苦しむことはあります。きっかけは人それぞれでも、看護職になったのはきっと意味があるはずです。看護職になりたいからなったのではな

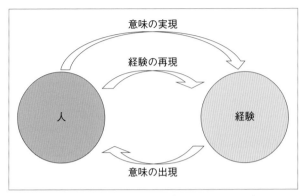

図1　経験代謝サイクル（文献1より引用）

く、看護職の仕事を通して自分らしさを探索する生き方を選んだのだと考えたいのです。

　「経験代謝」を活用したキャリアカウンセリングは、自分自身から経験したことを取り出して客観的に自己を見つめ、そして、そこにどんな自分が見えるのかを検討します。そして、見えてきた自分自身を手掛かりに自分らしさを考えながら、これから先の行動をどのように選択するのかを自己決定するというプロセスからなっています（図1）。

● 面談のスキル：聴き、促し、問いかけ、さらに問いかける

　管理者は、このプロセスに支援者として関わります。まずは、話すことを支援します。そして、話した経験を一緒に見つめつつ、そこにはどんな自分が映し出されているのか、そして、それはどんな自分（自分らしさ）だと思うのかを問いかけていきます。さらに、気づいた自分らしさや、ありたい姿を大事にしながら、今後はどのような経験を重ねていこうとするのかを考えるための問いかけをします。このような支援を管理者は行うのです。支援者に必要なスキルは、経験を客観視するために話を聴く、促す、助ける、そして、自己を見つめるための問いかけ、より自分らしく生きていくためにどうしたらよいかを考えるための問いかけ

などです。簡単なようで、実は難しい、そんなスキルなのです。

では、ここからは、実際に面談を行ううえでの手順をみていきましょう。構造をわかりやすくするため、看護管理者であるキャリア支援者は「カウンセラー」、面談を受ける看護スタッフは「クライエント」、キャリア面談は「キャリアカウンセリング」との表現も用います。

キャリア面談のタイミング

看護管理者はスタッフに対して、さまざまなタイミングでキャリア面談を行っています。近年の看護管理者のスタッフとの面談場面は、目標面接が多いように思います。あるいは、スタッフの退職面談です。スタッフから面談を希望されると、「退職希望ではないだろうか」と心配になり、何かと理由を探しながら面談を先延ばしにしようとする管理者もいるかもしれません。先延ばしをしながら、そのスタッフが退職を思いとどまってくれる言葉や条件を考えるのです。そのほか、後輩指導のアドバイスをする面談や、異動についての面談、中途採用者への適応状態把握のための面談もあるでしょう。皆さんは、どのようなタイミングで面談をするでしょうか。

効果的なキャリアカウンセリングをしたいのであれば、やはりその看護職が転機（トランジション）を経験しているタイミングでの面談や、あるいは、成長のために意図的に転機を経験するチャンスを作る面談がよいと思います。例えば、スタッフが苦しい経験をしているときや、効果的な看護を実践したときがそれらにあたります。

キャリアの面談は、成長発達支援の手法であることを意識しておく必要があります。成長発達を支援するということは、看護のスキルや知識を身につけることではなく、「看護の仕事を通して自分らしさを探索しつつ、看護職として生きる自分を見つめ、そして、これから経験する看護を自分で決める」ことを支えると言えるでしょう。ということは、面談を受ける看護職が自分らしさに気づくような場面を、自身の経験として話してくれるようなタイミングと話の進め方が重要です。私が一番効果的であると考えるのは、スタッフ自身が「いい看護ができたな」

と思えた場面を話してもらうことです。あるいは、他者から見て「いい看護を提供しているな」と思える場面も効果的です。キャリアカウンセリングは、スタッフの承認欲求を満たすために褒めることが目的ではありません。「何を大事にしているから、いい看護ができたのだろうか」とクライエントが考え、何らかの気づきを得ることでキャリアデザインを検討する、そのための支援が目的です。

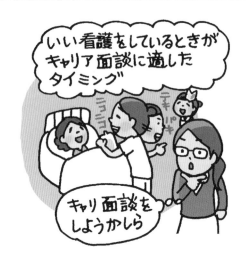

看護職が面談を希望してくる、あるいは、管理者が面談をしようとするタイミングは、ネガティブなことがテーマになっている場合が多い印象があります。もちろん、そういう訴えを聞くことも重要ですし、キャリアを考えるきっかけになる場合も多くあります。しかし、その方法は複雑で時間がかかり、難易度も高いです。まずは、いい看護が実践できたときのような「キャリアを前向きに考えることのできる場面」を取り上げて、面談をしやすいタイミングでその目的を共有できるような場を創る必要があります。

キャリア面談の手順①：本人が語りたい経験を聴く

キャリアは本人の経験から成り立っています。ですから、その人のキャリアを他者が話すことはできません。経験を語ることは、現実がどうであれ「その本人が何を経験したと感じているのか」ということが重要です。「語る人が受け止めている事実」と、「そのときに何を感じていたのか」という2つを語ってもらうことが、経験を語るということです。別の言い方をするなら、その人の経験したことを再現してもらうことです（図2）。しかし、事実だけを話し続ける人もいます。または、事実認識ではなく、自分の考えや思いばかりを語る人もいます。このよ

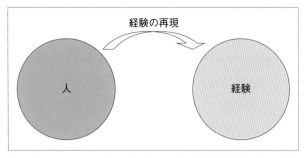

図2　経験代謝サイクル（経験の再現）（文献2より引用）

・キャリアのことを考えるために、何か手掛かりになりそうな経験を話して
　もらえますか
・自分らしく看護ができたと思う経験について話してください
・そう思った（考えた）きっかけになる出来事は何ですか？
・そんな風に思うようなことがあったのですね。何があったのですか？
・具体的にどんなプロセスで看護をしたのか教えてください
・その時、どんな風に感じたのですか？
・どのような気持ちで何をしたのか話すことができますか？

図3　経験を話してもらうための言葉かけの例

うにどちらか1つではなく、事実とそのときの感情の2つを取り出して他者に話
すことで、経験は、そこにどんな自分が映し出されているのかを考えるための材
料になります。

　本人が話し始めたら、とにかくその出来事を聴いていきます。ここで重要な
ことは、何のために聴いているのかを意識することです。カウンセラーは、クライ
エントが経験から気づきを得て次の行動を考える手伝いをする支援者です。自分
らしさや自分が大事にしたいと思うことを経験から観るために、カウンセラーは
クライエントと一緒に気づきを得るためのポイントを探します。だからこそクラ
イエントには、経験した事実と感情をよりリアルに表現してもらう必要がありま
す。そのためには、話したくなるようなうなずきや相づち、そして、話し続ける
ことへの励ましが必要かもしれません（図3）。そして何より、「何でも話して大

丈夫」と思える関係性や安心できる場作りが大切です。このような経験を語るために必要な条件を考えれば、おのずと、どのような場所とどのようなタイミングで面談を行い、クライエントとの間にはどのような関係性の構築が必要なのかがわかります。看護職はときには、管理者が認識している事実と異なることを事実として話すかもしれません。そのようなとき、「間違えたことを話すと修正される。だから自分の経験を安心して語れない」とクライエントが思うような関わり方をしてしまうと、カウンセリングをするには適さない関係性になる恐れがあります。

◉ カウンセラーとしての看護管理者の課題
ありのままのクライエントを
ニュートラルな自分自身で受け取ることができるか

　キャリアカウンセリングにおいて話を聴く目的は、正しい認識かどうかを確認することではありません。また、癒しを与えることでもありません。確かに話を聴くことの効用として、ストレスを和らげることがあります。誰かに聞いてほしいことを思う存分話したクライエントは、話し終ってから「あースッキリした！ 聞いてくれてありがとう！」と感謝の言葉を述べてくれるかもしれません。そうすると、話を聴くことが目的になってしまい、さらに、スッキリしてもらえたことが意味あることのように思えてしまいます。話を聞いた方も話を聞いてもらった方も、双方の満足度が高い面談と言えるかもしれませんが、キャリアカウンセリングは話を聴くことが目的ではありません。もしもカウンセラーである看護管理者の満足感が高いようであれば、キャリアカウンセリングを成立させない状況になっている可能性があります。

　また、クライエントとの関係性が課題になることもあります。カウンセラーの日常の管理スタイルとして、スタッフをコントロールする傾向があり牽引型リーダーシップが高い（相手の行動を指示によってコントロールする傾向が高い）場合には、看護スタッフの話を聴くこと以前に、スタッフがクライエントとしての準備状態が整っていない可能性があります。そもそも、「話ができる関係性ができ

ているのか」というところから管理者は振り返る必要があるのです。そしてもしも、そこに課題があるようであれば、十分な説明とクライエントからのフィードバックをもらいながら、話を聴くことのトレーニングをする必要があります。カウンセラーは、「ありのままのクライエントをニュートラルな自分自身で受け取ることができるか」という課題が課せられているのです。

◉ クライエントの課題
自分を語る準備ができていないことがある

　他者に話をすることは、それほど簡単なことではありません。カウンセラーの準備状態が十分であっても、経験を語ることができないクライエントもいます。それは、語ることのできない何らかの心理的問題があるからかもしれませんし、語りたい経験がないからかもしれません。あるいは、語るための表現力がないからという場合もあります。そこで看護管理者はキャリア支援者として、自己のカウンセリング技術を振り返りつつも、クライエントとしての看護スタッフの課題を見極める必要がありそうです。看護スタッフが自分らしくキャリアを歩んでいくためのキャリアカウンセリングの実施は、まずは自己の経験を意識して語ることから始まると考えれば、看護職としてのキャリアカウンセリングの準備状況がどの程度か把握できます。語ることがないようであれば、そのクライエントは看護職としてのキャリアではなく、ライフキャリアの迷子になっている可能性もあります。

面談の手順②：経験に映し出される自己を観る（内省）ための問いかけをする

　クライエントが十分に語ることができる状況にあると判断され、看護のプロセスを自分の感情と共に話すことができたとき、そこには、経験に映し出されたクライエントの「ありたい姿」が見えてきます。自分らしいキャリアを歩むためのキャリアデザインは、自分らしさに気づくことから始まります。そして、その自分らしさは、「自分らしく生きていきたい、自分らしく看護をしたい」という気持ちにつながってきます。これが看護職としての「ありたい姿」です。すなわち看

護のキャリアデザインとは、「こんな看護をしていきたいのだ！」と表現することができます。それは、自分らしさとつながって職業的アイデンティティを成熟させていくと考えられます。経験を語るクライエントがその経験に映し出される自己を観る（内省）ためには、問いかけが必要となります。

　自己を観るということは、自己を客観視するということです。過去の出来事を思い出しながらその当時の気持ちを感じようとすると、そのときの状況に引き込まれて感情も再現されていくという経験をしたことがある人もいるのではないでしょうか。怒っていた経験を話しているとなんだか腹立たしくなったり、楽しかった経験を話していると楽しい気持ちがムクムクと湧き上がって再体験されたりする感覚です。

　こうなってくると、自己を客観的に観ることはできなくなってきます。感情の渦に巻き込まれていくからです。重要なことは、当時の感情を想起しながらも、そんな自分を客観的に観ることです。私はこれを「幽体離脱」と表現することもあります。感情に巻き込まれている感覚から抜け出して、過去の経験から今の自分に戻ってくるような感じです。

　そして、戻ってきたときにどの部分の自分を観るのかによって、「ありたい姿」に気づくことができます。これは、「その感情が湧いた」「その考えがふっとよぎった」といった、「自分の何がそうさせたのか」を考える感覚です（図4）。これは価値観と言い換えてもよいでしょう。前からそういう自分を意識していた場合もあれば、初めてそんな自分に出会う場合もあります。この「自分の何がそうさせたのか」を考えるための「問いかけ」をするのがカウンセラーの役割です（図5）。

　内省を促す問いかけは質問ではありません。質問はカウンセラーが聞きたい情報を収集するものですが、問いかけはその言葉を受け取ったクライエントが、自分自身を見つめ直すためのきっかけとなる言葉と言えるでしょう。新人看護職にプリセプターが行う振り返りは、質問に近いかもしれません。できたこと、できなかったことを情報収集し、言葉にすることで課題を意識させるためにこの振り返りは行われています。対するキャリアカウンセリングにおける問いかけの内容は、「そこにはどんな自分がいますか？」といったものです。また、「そこにはど

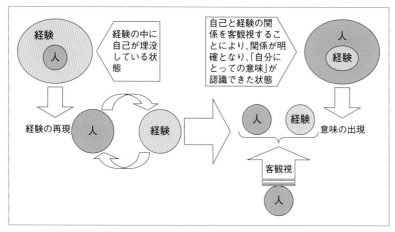

図4　**自己と経験の客観視**（文献3より引用）

・そんな経験だったのですね。そこにはどんな自分がいるのですか？
・そんな自分をどう思いますか？
・あなたの何がそうさせたのですか？
・そう感じることに何か心当たりがありますか？
・こんなことを大事にされているのですか。
・私にはこんな風にあなたが見えますが、あなた自身はどうですか？

図5　**自分らしさに気づく（内省）を促すための問いかけの例**

んな看護を大事にしたい自分がいるのでしょうか？」というものです。

　ここでも、看護管理者であるカウンセラーとの信頼関係は重要です。なぜなら、クライエントが気づいた"自分"は、目の前にいる管理者が受け入れてくれそうもない"自分"である可能性があるからです。例えば、「看護がしたかったのではなく、自分の母親にしたかったことを再現していた」という"自分"に気づくかもしれません。このときクライエントは、「素直に話したらカウンセラーはどう思うだろう？　上司の期待に応えておらず、評価が下がるのではないだろうか？」と思ってしまうかもしれません。このような場面が考えられるからこそ、どんな自分であっても安心して話すことのできる関係が重要です。そこには、「看護にお

いて管理者とスタッフは成長プロセスの中で共に学び合っている」という共通理解が前提にあります。

● カウンセラーとしての看護管理者の課題
自分の看護観や人生観にもとづく問題解決を行っていないか

　共に学び合うという意味で、看護管理者はカウンセラーとして、ありのままのクライエントを受け止める必要があります。それは、経験を聴く場面でも問いかけた結果のクライエントの気づきを受け止める場面でも同じです。さらにこの問いかけ方には、カウンセラーの大きな学習課題が存在します。それは、カウンセラーにも「ありたい姿」があるということです。カウンセラーにも大事にしたい看護があり、チームとして一緒に働きたい看護スタッフの姿があります。

　さらに、カウンセラーの人間観が影響します。人は学ぶことによって成長できると信じていなければ、このカウンセリングは成立しません。クライエントである目の前にいる看護職に対して、「この人はこういう特徴を持った看護職で、いつもこんな仕事の仕方をし、こんな課題を解決してほしい」と思っている管理者である自分自身がいます。管理者としての管理観や人間観、看護観を通してクライエントを見ている可能性を意識しなければ、問いかけ方が問題を解決するための問いかけになってくる可能性があります。キャリアカウンセリングのための問いかけが、「なぜそのことをしてしまったのですか？」「その失敗の原因は何だと思っていますか？」といった、問題解決のための原因を探る質問に変化してしまうのです。

　看護職は、問題解決の手法で看護を展開する場合が多くあります。特に、困難事例を解決するような場面では問題を特定することから検討し、解決策を考えます。そのことが看護の役割でもあるのですが、そこにやりがいを感じる管理者の場合には、クライエントの経験の中に問題を探し、それを解決するための話し合いを無意識のうちに始めてしまいます。困っている看護スタッフの話を聴くと、解決してあげたくなることが看護管理者の習性になっている場合があります。しかし、その問題を抱えているのは本人であり、キャリアカウンセリングではその

解決をしてあげる必要はないのです。そのことが問題だと悩む自分を見つめて、そこにはどんな自分がいるのか、何が自分を悩ませているのかを一緒に観ることがキャリアカウンセリングです。そうすることで、キャリアカウンセリングの目的である「ありたい姿」を検討することができます。

○ クライエントの課題
ネガティブな気持ちにとらわれすぎ、「ありたい姿」を見つけられないことがある

　クライエントが語る内容によっては、「ありたい姿」にたどり着かない場合があります。それは、自分にとってネガティブな体験を語る場合です。看護職はストレス度の高い職場で働いているので、愚痴、不満、文句が多いものです。悪い意味ではなく、そうやって自分のつらさを吐露しなければ心の健康が保たれないと思っている看護職が多いからです。

　物事のとらえ方にも影響されます。キャリアカウンセリングに影響するのは、ネガティブな気持ちになり、自分を肯定的に表現できない場合です。嫌な気持ちにとらわれているときには、ポジティブな自己表現は難しいものです。看護管理者が話を聴く場面は、ネガティブな話題が多いように思います。だからこそ、あえて、キャリアを前向き考えられるような経験を語ってもらうことが必要な気がします。しかし、前項でもお伝えした通り、ありのままの自分を意識できない看護職もいます。看護管理者が成功体験の話をきっかけにカウンセリングを試みても、なぜか、「自分はなぜこんなにもできない看護師なのか」と、自己否定をしてしまうケースも見受けられます。あるいは、「できたこと」以上に「できなかったこと」に目を向け、その理由を考えて他者否定や自己否定で結論付けてしまう看護職もいます。ありのままの自分を肯定的にとらえることができなければ、「ありたくない姿」ばかりが意識され、「ありたい姿」を見つけることはできません。クライエントには、この転換をするための心理的課題が存在しています。

　クライエントである看護スタッフが経験を語りながら自分らしさに気づくことができたとき、次の行動が見えてきます。それは、大事にしたい、自分らしくありたい、自分らしく看護をするためには、こんな経験を積めるように行動していこうという意識です。

　内省とは、経験に映し出される自己を探索することです。そのため、クライエントはカウンセラーとやり取りをしながら、こんな自分、あんな自分と考えていくことになります。内省をしてもありたい姿が見つからない場合もあります。カウンセラーはクライエントの自己探索によってキャリアをデザインすることを支援するので、ありたい姿が見つかっても見つからなくても、今後も自己探索をしていくために、これからの行動について自己決定することを支援します。キャリアデザインは、自己探索のための経験の方向性を考えていくこととも言えます。

　気づく人もいるかもしれませんが、ここには正解はありません。自分が自分なりに感じる自分らしさを見つけ続けること、それは経験を通して見えてくる自分らしさであり、断片的に気づいていくことになります。そうすると、経験を重ねるたびに新たな自分らしさに気づいていきます。同じところをグルグルし始めたら、新しい自分に出会うための経験を考えたいものです。自分らしくあるということは、自分らしさに出会うために経験する方向性を見つけていくことです。そ

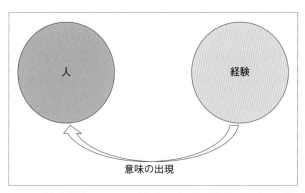

図6　経験代謝サイクル（意味の実現）（文献4より引用）

32

```
・これからどうしますか？
・どんな看護をしていきますか？
・大事にしたい看護をしていくために何をしますか？
・自分らしさを大事にするためにどんな風に働きますか？
・チャレンジしたいことが見つかりましたか？
・これからできそうなことがありますか？
```

図 7　ありたい自分に向かうための経験の方向性を見つけ
　　　る問いかけの例

れがキャリアデザインの本質なのだと私は思っています。

　キャリアカウンセリングでは、内省によって気づいた自分らしさや、大事にし
たい看護を実現していく方向性を一緒に考えます。一緒に考えるということは、
答えを出してあげることではなく、行動したくなるような方向性をクライエント
自身に見つけてもらうことです。カウンセラーにとって小さな一歩に思えること
であっても、これまでと大きく変わらない行動と思えても、そこにはクライエン
トの自己決定が存在します。そのことに大きな意味があると考えられます。だか
らこそ、正解を求めているような問いかけ方は、カウンセラーとクライエントの
関係性が影響しやすいことを理解しておく必要があります。経験を語り、内省を
するというプロセスの中で、安心できる場と関係が構築できると、カウンセラー
自身もワクワクしながら、「このクライエントはどのような自己決定をするのだ
ろうか？」と考えることができます（図 6、7）。

● カウンセラーとしての看護管理者の課題
クライエントの経験をコントロールしようとしていないか

　近年の医療状況では現場は忙しく、タイムスケジュールに追われ、看護職は自
分のしたい看護も実現することができないと嘆きます。管理者はスタッフの大変
な状況を見て、なんとか楽にしてあげたい、看護職が元気でいることが患者に良
いケアを提供することにつながると信じて、配置人数を増やすためのあれこれを
考えたりしています。しかし、人数をいくら増やしてもスタッフたちは満足せず、

相変わらず「人がいないから忙しすぎる。だから自分のしたい看護ができない」と訴え続けます。こういった状況の中で看護管理者は、スタッフのキャリアを支援するために何をしたらよいのでしょうか？　働き続けられるよう、楽にするために人を増やすことが必要なのでしょうか？　ここでの看護管理者の役割行動と実現したい未来、そして、ありたい姿はどのようなものでしょうか？　こうしたことがスタッフの話を聴くときの姿勢や、話した内容の受け取り方に大きく影響します。

　看護管理者は、自分の実現したい看護のために人材を活用します。活用の仕方は人それぞれです。看護職の自己実現を考慮せず、スタッフに対して自分の望む働き方を説得する管理者もいます。逆に、スタッフの実現したい看護を意識しすぎて人材活用を考えていないために、スタッフの表面的な言葉に振り回されてしまう管理者もいます。もちろん、スタッフは支援する（管理する）対象であっても一人の大人ですから、発した言葉には重みと責任があることも伝えなければなりません。カウンセラーとクライエントという関係性は、互いに自立した大人として学び合う存在であり、相手の経験しようとすることをコントロールする必要はないと考える必要があります。

◉ クライエントの課題
日常に忙殺され、自分と看護との関係性を考える
時間をもてないことがある

　内省ができていなくても、ありたい姿に向かう行動を取れないわけではありません。もしかしたら、内省しているにも関わらず、言葉にできていないだけの可能性もあります。経験を語ることで、自然と自己内省に向かっている場合は多いものです。また、ネガティブな発言をする中で「自分はなんでこんなことばかり言っているんだろう」「こんな自分が嫌だ」といった感情が沸き上がっていても、自己否定に自己否定が繰り返されるので、感覚的な気づきが言葉にならないことがあります。グルグルと同じことを繰り返しながら、そんな自分に気づいていてもやめられずにいる状態です。もしかしたら、そういうときにこそ、思いもつか

ない自分に出会える可能性もあります。

　看護職は忙しい毎日の中、行動を自己コントロールすることもできず、しなければならない業務に埋もれて日々を過ごしています。自分の時間をコントロールできないことは思考を停止させ、決められたことをこなす作業になっていきます。自分が何をしたくて看護職になったのかもわからなくなっていきます。看護職になった理由が何であれ、そこには働く目的があります。そして、その目的が安定した賃金であったとしても、仕事内容は何でもいいというわけではないと思います。自分と看護の関係性をどのようにとらえているかについて考えることができれば、これから先の働き方も一緒に考えることができます。

● 引用参考文献

1)　立野了嗣.「経験代謝」によるキャリアカウンセリング―自己を見つめ，学びを得る力―.
　　京都，晃洋出版，2017，57.
2)　立野了嗣. 前掲書，60.
3)　立野了嗣. 前掲書，74.
4)　立野了嗣. 前掲書，69.

5. 管理と支援の乖離と一致について

◎ キャリアカウンセリングを通じて、
　組織の目標と看護職個人のキャリア目標の調整を

　看護管理者の管理に対するとらえ方や管理観は、看護管理者それぞれにもっていると思います。看護管理者の管理の目的が看護の質を高めることであると考えるならば、よりよい成果を出すことのできる人材活用を考えたいものです。しかし、その活用は看護職個人にとって幸せなものになりうるのでしょうか。管理をすることが人材を活かすことであれば、看護職は自身が経験する仕事や働き方を自らの意志で決め、そこにやりがいや充実した思いを感じているはずです。そうすることで、看護職は自身の能力を存分に発揮でき、看護管理者が考える「よりよい成果」を出すことができるからです。しかし、役割や仕事内容について「やらされている」と思っている看護職は多いように思います。そこには幸せなキャリアは存在しないのではないかと私は思うのです。

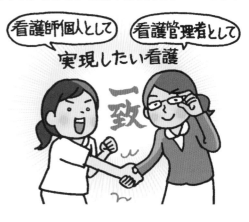

　看護管理とキャリア支援を一致させるためには、看護職個人の考える自分がしたい看護と、組織として管理者が実現したい看護が一致していることがその矛盾を解決させます。近年、厚生労働省が企業の組織開発において推進するセルフ・キャリアドックは、「その実施を通じて、企業としての人材活用目標と従業員一人ひとりのキャリア目標とを調整していくことで、企業の活力・生

産性向上と従業員のキャリア充実を両立することにつながる[1]」ためのキャリア
コンサルティングの取り組みです。ここでも述べられているのと同様に、キャリ
アカウンセリングは組織の目標と看護職個人のキャリア目標を調整する目的があ
ります。また、セルフ・キャリアドックが盛り込まれた「『日本再興戦略』改訂
2015」では、変化の激しい時代においては従業員のほうが社会や組織の変化を先
取りすることで組織の変革に対応し、もてる能力を最大限に発揮して従業員が自
らのキャリアについて立ち止まって考える「気づきの機会」が必要であることも
提示されています。医療の現場の最前線にいる看護スタッフがその変化を肌で感
じ、自分のキャリアとして気づきを得ることができれば、組織に対する貢献も大
きいと思われます。人材を活かす看護管理がこのような形で実現することが、看
護界の未来を明るくするのではないでしょうか。

● 引用参考文献

1) 厚生労働省人材開発統括官付参事官キャリア形成支援室.「セルフ・キャリアドック」導
入の方針と展開. 2017, 4. https://www.mhlw.go.jp/file/06-Seisakujouhou-
11800000-Shokugyounouryokukaihatsukyoku/0000192530.pdf（2020 年 5 月閲覧）

シーン別に学ぶ
キャリアカウンセリング

1. 「大事にしたい看護」を見つけるための支援面談

　看護職がキャリアデザインをするときには、自らが大事にしている看護を実践することで、どのように社会貢献をしていくのかを考えることが必要です。今回は、「大事にしたい看護」を考えたキャリアデザイン支援について、看護師と看護師長の対話をもとに考えていきましょう。

※以下の事例は、筆者がキャリアコンサルタントとして経験した事例をもとにしたフィクションです。

「なんだか、モヤッと……」

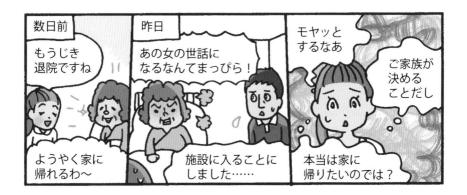

Ⓐ … A 看護師　　Ⓑ … B 師長

Ⓐ　あの、師長さん、受け持ちの入院患者の C さんのことなんですけど……

Ⓑ　C さん？　あぁ、ご家族が退院後の在宅療養は無理と言っている、あの人ね

Ⓐ　そうです。実は、今日息子さんが来られて、「母と妻の折り合いが悪いから、自宅での介護は無理なんですよね〜」と私に話されて…。以前、退

院後の話を医師と一緒に相談したときにもそうおっしゃっていたので、わかってはいたんですけど……

B そう……。Cさんご本人も、初めは家に帰りたいって言っていたのよね

A そうなんです。だから、カンファレンスでも十分に話し合ったし、ソーシャルワーカーさんも転院先を探して退院準備を進めてくれてはいるんですけど、なんだか気になるというか、納得できないというか……。もちろん、私がどうするべきかを考えることではなく、それぞれのご家庭で事情があることは理解しています。でもなんだか、胸のあたりがモヤッとしているんですよね〜

B ご本人が何か言ってきているの？

A そうではないです。家に帰りたいと言っていたけど、ご本人も結局、仲の悪いお嫁さんに世話をされるのはイヤだと思ったみたいで、「嫁に下の世話をされるくらいなら施設に入る！」とはっきりと言ったので、ではその方向で、ということになったはなったんですけどね……

B けど？

A うーん。なんだか、モヤッとしてるんですよね……

*

● 「モヤッ」とした気持ちはキャリアデザインの入り口

　私がキャリアデザインを支援する方法は、キャリアカウンセリングや研修です。研修でキャリアデザインを扱う場合には、大事にしたい看護を見つけるために、過去の経験のなかから印象に残る患者のことや、看護実践を想起してもらい、その意味について検討してもらうという手法をとります。

　大事にしたい看護を見つけるということは、看護職としての生き方の方向性が見えるということです。大事にしたいと思う気持ちは、看護経験によって自分の内面から浮かび上がってくるものですから、当然、自分の看護職としての生き方につながっています。

看護職は、質の良い看護を追求していくとき、自分の気持ちを事例検討の材料にしないことが多いものです。科学的でエビデンスを重視する方向性から、主体と客体を可能な限り分けていく。主観を混在させないように学習してきているからです。

　しかし時々、主体と客体が入り混じっている看護職をみることがあります。あるカンファレンスでのことです。看護職は患者の気持ちを説明しているにもかかわらず、その根拠となる患者の言動や行動を確認しないまま自分の思いを患者の気持ちに投影させており、そのことに気づかず話していました。そこで私は、「それは患者の不安なの？　あなたの不安なの？」と質問したところ、看護職は答えに窮してしまいました。

　さて、ここで事例の話に戻りましょう。事例のA看護師と師長の会話では、A看護師の素直な気持ちが表現されており、師長にもそれが伝わっていましたね。ここで出てきた「モヤッ」とした感じ、実はキャリアカウンセリングでは、これがとても重要です。なぜなら、これがキャリアデザインの入り口になっているからです。この「モヤッ」とした感覚に価値を見出すことができないと、入り口にも立てないということになります。

　A看護師は、別にキャリアの話をしようとして師長に話しかけたわけではないでしょう。しかし、何か「モヤッ」として、その気持ちを誰かに話したかった。しかも、同僚や友人ではなく、忙しい師長に話しかけたということは、無意識ではあっても、A看護師にとって師長に話すほどの意味があったと思われます。

　日々忙しく走り続けている看護職が、一息ついて、ふと自分のなかにある「モヤモヤ」に気づく。そしてそのとき、それを言葉にしたい、伝えたいと思ってもらえるような相手になることも、管理者として必要なことかもしれません。また、スタッフが忙しく働いている場面でも、何かモヤモヤを抱えていそうな看護職に気づいたり、会話のなかで納得いかない感じや、すっきりとしない表情を見逃さないことも大切です。そういう小さなことをキャッチできるかどうかが、効果的なキャリア支援ができるかどうかの分かれ道なのです。

● 看護実践で体験する事柄に自分の価値観が映し出される

2人はさっきの話の続きをしつつ、面談室でランチをとることにしました。

> **B** Aさんは C さんのことで「モヤッ」としているんだったよね。もう少し、その話を聞かせてくれる？
>
> **A** はい……。C さんの息子さんは、最初は C さんの「家に帰りたい」っていう気持ちを大事にしたいと思っていたんです。でも、奥さんの「介護は無理！」という強い気持ちに負けてしまったんですよ
>
> **B** そうだったよね。息子さんのお母さんを大事にしたい気持ち、わかるよね
>
> **A** そうなんです。だからこのままでいいのかなって思っちゃって……
>
> **B** そうね。そういう気持ちになるよね
>
> **A** だから私、お嫁さんに、介護保険を最大限使って在宅療養ができないか、説得したくなるんです
>
> **B** そうか、A さんは説得したくなるのね
>
> **A** そうなんです。でも、それは違う気がする。それぞれの家庭には、医療者であっても踏み込めないことがあるから。C さんとお嫁さんの間でいろんなことがあって、気持ちを受け入れていないということなんだと思うんです
>
> **B** そうね。カンファレンスでもそこまで話し合ったもんね。そんなことを考えながら、A さんはどう感じているの？
>
> **A** お嫁さんにも C さんにも息子さんにも、自分の気持ちを押しつけることになる気がして……。なんていうか、罪悪感ていう感じですね。悪いことをしている気持ちになるんですよ……
>
> **B** そうか。罪悪感が生まれちゃったのね……

このあと2人は、A 看護師の罪悪感について話を深めていきました（文字数の

都合で内容は割愛します）。

＊

　A看護師のまじめさが伝わってくるような話ですね。Aさんだけでなく、多く
の看護職は、「自分の思いは看護に必要ない」と思いながら、でも「こういうと
き、自分だったらこうするのに」とか、「人は人、自分は自分、価値観が違うの
だから押しつけてはいけない」と思いながら仕事をしています。あるいは、患者の
ことを「自分とは全く関係ないこと」と割り切って、引っかかることもなく通り
過ぎる場合もあるでしょう。

　看護職の能力開発という視点で考えれば、患者への考えはより客体化すること
が前提であり、「自分だったら」と考えることは無意味と考える人もいるかもしれ
ません。また、そう考えること自体が看護職として未熟だと思う人もいるでしょ
う。ところが、キャリアデザインの視点で考えるとこれはまったくの逆で、患者
との出会いや、看護実践で体験する事柄に自分の価値観が映し出されることに大
きな意味があるのです。師長は「説得したくなるのね」とA看護師の気持ちに注
目した言葉で表現しました。でも、これがもし、「もう決まったことなのだから、
説得してもしょうがないでしょ」とか、「息子さんともう一度話し合いの場を持と
うか」など、看護方針や方法について話をつなげていたとしたら、この対話の場
はキャリアカウンセリングやキャリアデザインの支援の場ではなくなってしまっ
たでしょう。師長自身が、看護に映し出される看護職の個人的な感情を扱うこと
への価値を理解していないと、話の方向が看護方法論の議論に進んでしまう可能
性があります。この師長の場合、A看護師が表出する思いや感情に注目して、共
感しつつ答えへと導いていった点が、よい支援へとつながったと思われます。

＊

Ａ　こんなことを思っているようじゃ、**看護師として未熟**ですよね……

Ｂ　こんなことって、どんなこと？

Ａ　だから、自分の個人的な気持ちに揺れちゃって、**看護に影響**しそうに
　　なっているってことですよ！

44

B でも、影響はしていないでしょ？　それに、Ａさんは間違ったことは何も言ってないよね

A そうですか？　そうですよね!?

B あとはＡさんが何を大事にしたいと思っているか、そこじゃない？

A え？　大事にしたいこと？　そうか……う〜ん……、私はやっぱり、人は自分の家で過ごすことが大事だと思っていると、あらためて認識しました。でも、人にはそれぞれ価値観があって、それを尊重したい気持ちもあります。みんなが我慢することなく、ハッピーな状態にするにはどうしたらいいのか、考えたいですね

B ハッピー？

A そうです。ハッピーです。「幸せ」っていうこと

B そう、いいね、それ！　そしてＡさんはそのためにどうしたいの？

A 人それぞれの幸せを追求できるような看護をしたい、かな？

B そうか。じゃあ、あなたの看護展開するときの問いは「この人にとってのハッピーは、どういう状態か？」ということね

A そうですね！　今度からそういうふうに考えます！

B あら大変、昼休憩はもう終わりだった！

A ありがとうございました。また話を聞いて下さい！

◉ 経験を語るには、事実と"看護職自身の感情"が重要

　少々単純ではありますが、Ａ看護師の大事にしたい看護が見えてきた場面で、今回の事例は終わりです。

　キャリアカウンセリングでは、まず経験を語ることから始めます。経験の語りに重要なのは「何があったのか」という事実のほかに、「そのときどう感じていたか」という"看護職自身の感情"が重要です。この感情をいかに大事にして取り扱うかが、キャリアカウンセリングのポイントになります。

　でも最近、この「自分の感情」が表現できない看護職によく出会うのです。私

は、なんとか自分自身の感情を見つめてほしいと思い、「そのときどう感じていたのですか？」と、いろいろと表現を変えながら問いかけるのですが、感情よりも「何があったのか」の事実ばかりを説明し続けるのです。不快に思ったエピソードについて、その原因を自分ではない誰かのせいにしたり、環境のせいにしたりして愚痴を言い続けるのを聴いていると、いかに看護職が不器用であるかと考えざるを得ません。

　「どうあるべきか」にとらわれすぎているために、そうできない自分の言い訳を考え続けてしまうような現状から、どうにかして「あるべき状態を超えた何か」を見つけるための支援をしていきたいと思います。

大事にしたい看護を見つけるには、相手の気持ちに焦点を当てた「そのときどう感じていたの？」という問いが効果的です。

2. 新人の指導を通して看護職の成長を促す支援面談

　前項では、自宅に帰りたいと思っていた患者さんのご家族である息子さんのつぶやきに、担当看護師が「モヤッ」とし、そのことを師長に話したときの看護師へのカウンセリング事例を紹介しました。このようなときは、看護職の「特別に困っているわけではないのだけれど、でも話したい」という気持ちに寄り添い、看護の方向性を検討するのではなく、看護職の気持ちに焦点を当てながら話を進めていくことが大切です。そうすると、話はやがて「大事にしたい看護」につながり、看護職としてのキャリアが考えられるカウンセリングが成立します。これがキャリアカウンセリングの導入になります。

　今回は、話を聴くときのカウンセラー側の思考について、事例を活用して考えていきましょう。

「新人が全然、勉強してこない！」

Ａ … Ａ師長　　Ｂ … Ｂ看護師

シーン①

Ａ　Ｂさん、今日は面談の予定になっていましたね

Ｂ　はい。師長さんにちょうどお話ししたいことがあったので、よかったです！

Ａ　では、面談を始めましょうか

師長とＢ看護師は、面談室で面談を始めました。

Ａ　さて、何が話したかったのですか？

Ｂ　実は……新人看護師の指導で困っていることがあって……

Ａ　新人のＣさんのことね

B そうです。もう一人の新人のDさんは自主的にいろいろと勉強してくるので、Dさんの指導を担当しているナースもそれほど苦労はしないというか、逆に「あんまり無理しないように」ってアドバイスするくらいです。Cさんもそれくらい自主的に勉強してくればいいんだけど……

A そうなのね。Cさんが勉強してこなくて困っているのね

B そうなんです。看護部から「レポートなどの宿題は出さないように」って言われているから、それで困ってるんです

A そう。難しいわねぇ

B そうなんですよ。どうしたらいいんでしょうか？

＊

　B看護師は、新人看護師のCさんの指導で悩んでおり、師長のアドバイスを求めているようです。本来、キャリアカウンセリング自体は問題解決をする場ではなく、あくまでも「成長するために」経験をもとに自分自身と向き合って、気づきを促すことが目的です。ですから、お悩み相談をしても解決に至らない場合があります。

　では、ここから師長の対応を2パターンみていきましょう。まずはAパターンから。

シーン② Aパターン

A 新人のCさんが自主的に勉強しなくて困っているのね

B そうなんです

A では、困ったときのことを具体的に話してもらえますか？

B 今朝のことです。今日はCさんが初めて経験する検査介助の予定が入っていたんです。それは昨日からわかっていたので、昨日のうちに一緒に確認して、「明日のこの検査は初めて担当するんですよね」と声をかけました。すると「そうです。今まで担当するチャンスがなかったので、よかったです！」と嬉しそうに言っていたので、てっきり検査のことを勉

強してくるかなと思っていたのに……。今朝質問したら、何も答えられ
ないんですよ。「この検査の目的は何ですか?」って、基本的なことも聞
いたのに……

A まあ、そうだったのね。それでどうなったの?

B でも、「これでは今日は、あなたに検査を担当させられません!」とは言
いませんでしたよ。ただ、これでいいのかなって思っちゃって

A 「これでいいのかな」っていうのはどういうこと? もう少し詳しく教え
てくれる?

B う〜ん。何ていうか、私の頃って、もっと勉強してこないと先輩に叱ら
れて、勉強は大変だったけど、でも叱られたから勉強ができたっていう
か……。だから、Cさんはこれでこの先、大丈夫なのかなって、心配に
なるんですよ

A そうか、BさんはCさんのことが心配なのね

*

● 聞き方ではなく、聴くときの「ありよう」を意識!

　師長は、B看護師が新人看護師のCさんに対応しているときの気持ちを、上手
に引き出すことができました。ここまでくれば、カウンセリングでBさん自身が
自分と向き合う方向に進んでいけそうです。このように、師長がBさんの話を聴
くときの「ありよう」がポイントです。話の聞き方ではなく「ありよう」という
ところが重要なのです。

　管理者には、職場の人材育成に関する責任も伴います。看護部が新人看護師に
宿題を出さない理由も十分にわかっている状況で、指導担当の中堅看護師に「新
人が自分で勉強してこない!」と言われると、どうして新人看護師の指導方針を
きちんと理解しないのかと情けなくなる気持ちになる場合もあるかもしれませ
ん。しかし、師長自身が何を目的に誰に対するカウンセリングをしようとしてい
るのかを意識すると、目の前にいるスタッフの前にいる自分の「ありよう」が変

わってきます。

　では、もしもB看護師に関心を集中させることができず、担当している部署の新人指導システムや問題解決の方ばかりに思考が傾いていたら、この後はどんな対話になるでしょうか。師長の思考内容とともにBパターンをみてみましょう。

シーン②　Bパターン

Ａ　新人のCさんが自主的に勉強しなくて困っているのね

Ｂ　そうなんです

新人看護師に勉強させたくて仕方ないのね。どんな指導をしようとしているのかしら？

Ａ　では、どういう指導の仕方をしているのか、具体的に話してもらえますか？

Ｂ　今朝のことです……（Aパターンと同じ事情説明）

宿題が出せないから、気づかせようとしたのかしら…。指導になってないじゃない！

Ａ　まあ、そうだったのね。それで、Cさんが答えられなかったあとは、どんな指導をしたの？

Ｂ　勤務時間内にマニュアルを見るように伝えました。言わないと見ないんだから、仕方ないですよね〜

まったく、指導するってことをどう考えているのかしら！

Ａ　ちょっと……それじゃあ指導になっていないでしょ！　新人看護師の指導方法を研修で勉強してこなかったの？　あなたの方が勉強が足りないでしょ！

Ｂ　あ……はい、すみません……

あ〜あ、話さなきゃよかった。師長ってホント、新人の味方なんだよね！

50

＊

　師長は何を意図して面談をしようとしていたのでしょうか。Ａパターンでは、キャリアカウンセリングを意識して、Ｂ看護師の体験した事柄と、そのときの気持ちに集中して話を聴いていたのですが、Ｂパターンでは、話が指導の方法に進んでしまいました。この違いはなぜ起きたのでしょうか。

　師長は、Ｂパターンでは「困ったときの話をして」と言わずに、「どういう指導の仕方をしているのか、具体的に話してもらえますか？」と言っています。このとき師長の頭のなかでは「どんな指導をしようとしているのかしら」という自分の声がささやいています。もしかすると、Ｂ看護師の新人に対する訴えを聞いた時点で、師長にはＢ看護師に対する否定的な感情が自動的に芽生えてしまったのかもしれません。それは、師長の「新人看護師を大事に育てたい」「スタッフが新人を仲間として早く受け入れてほしい」「経験学習を中心に指導を進めたい」という気持ちが強ければ強いほど、Ｂ看護師の考えを修正したいという気持ちにかられたからかもしれません。

　師長の新人看護師育成に対する気持ちは間違っていません。しかし、師長自身が「どうしてあのとき、指導の仕方を聞いてしまったのか」を振り返らなければ、その違いに気づけない可能性があります。目の前にいる人の話を聴くときの「ありよう」は、何を目的に、何を聴こうとするのか、そして、思考が他の方向に自動的に進んでしまわないように気をつけることがポイントです。

　では、Ａパターンの場合の、その先に進んでみましょう。

シーン③

Ａ　そうか、ＢさんはＣさんのことが心配なのね

Ｂ　そうなんです……私を叱ってくれた先輩はちゃんと、どうしてそれが必要か、根拠みたいなことも伝えてくれたし、私が納得できるように話してくれたんですよね。だから、叱られても大丈夫だったと思うんです

Ａ　「叱る」って、Ｂさんにとってどういうことなのか、もう少し詳しく説明できるかしら

Ⓑ そうですね〜、もちろん「怒る」こととは明確に区別できます。感情を伴わない感じかな。言い含めるって感じです。でも、説得ではなくて、説明に近くて、行動修正を促すような……自然と「そうしよう」と思えるような。動機づけにつながる感じですかね

Ⓐ Ｂさん、今、自分で「叱る」ことについて話してみて、どんな気持ちになった？

Ⓑ えっと、なんか私が、新人のＣさんを「うまく叱ってあげられていないな」って思いました

Ⓐ そうなのね。そんなふうに思っている自分のことを、どう思う？

Ⓑ う〜ん、勉強をしないＣさんのせいにばかりしていた自分に気づきました。あ〜、気づきたくなかったかも〜（苦笑）

Ⓐ そんなこと言わずに。そんなふうに気づけたＢさんは、素敵な指導者だと思うわよ！

＊

　看護職にとって指導のスキルは、患者さんだけが対象ではなく、後輩や、共に学ぶ同僚も対象になりますね。お互いに大人ですので、指導ではなく「学習支援」という方が適切かもしれませんが、看護職のキャリアに関わる重要な能力です。

　しかし、キャリアカウンセリングの本質は能力開発ではなく、生き方の支援です。カウンセリングを受ける看護職が「困った」「モヤモヤ」「イヤだな〜」「つらいな」といったときに話される内容は、問題解決としてのアドバイスをしなくても、その経験を十分に聴き、そのときの気持ちと自分自身が向き合うことができれば、これからどうしたらよいかに自分から気づくことができます。この気づきによって、自分自身の成長を促す、自立したキャリアへの歩みにつながっていくと考えられます。

面談の目的は新人の指導？　キャリアカウンセリング？　目的を意識することで話は正しい方向に進みます

3. 経験から自己への気づきを促す支援面談

キャリアカウンセリングで話されることはさまざまです。看護職自身の経験が題材にはなりますが、ポジティブな話ばかりではなく、自分にとってネガティブな経験が話されることも多いものです。感動的な看護体験や成功体験を題材にする方が、より大事にしたい看護を導きやすいのですが、個別のキャリアカウンセリングをしていると、苦しくつらい体験を語る看護職の方が多いようです。

だからといって、キャリアカウンセリングは「話したらスッキリしてよかった」「涙を流して傷ついた心が癒されました」というような結果を出すことが目的ではありません。今回は、そんなネガティブな体験を題材にキャリアカウンセリングをする場面についてお伝えします。

「新人のときの医療ミスがずっとひっかかっていて……」

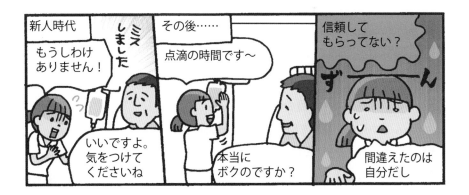

Ａ … 師長　　Ｂ … Ｂ看護師

Ａ 今日はＢさんのキャリアに影響を与えた看護経験について話してもらうことになっていましたね

Ⓑ　はい……ただ、師長さんが期待している話かどうか、心配なのです
　　が……

Ⓐ　大丈夫よ。何でも話して！　では面談を始めましょうか

Ａ師長とＢ看護師は、面談室でカウンセリングを始めました。

Ⓐ　では、話してもらえますか？

Ⓑ　はい。いろいろ考えた結果、私が一番これまでの看護経験で印象に残っ
　　ていることといえば、医療ミスの経験だと思ったので、その話をしよう
　　と思います。

Ⓐ　まあ、医療ミスの経験が、一番影響を与えた経験なのね

Ⓑ　そうなんです

　キャリアに影響した看護経験で語られることの１つに、インシデント・アクシ
デントがあります。自分自身も傷つき、患者さんも危険にさらしてしまった、そ
して同僚にも迷惑をかけてしまったという自責の念もあります。そういう経験を
抱えて仕事をしている看護職は、実は多くいるものです。

Ⓑ　思い出すだけで苦しいんですけど、今までなかなかそのことに向き合っ
　　てこなかったので、今日はその話をしようと覚悟してきました

Ⓐ　ありがとう。無理せずゆっくり話してね

Ⓑ　はい。私が新人１年目の頃のことです。やっと独り立ちし始めた頃だっ
　　たんですけど、点滴を間違えてしまったんです

Ⓐ　点滴を……、そうなのね

Ⓑ　その頃は今のようなバーコードシステムはまだ導入されていませんでし
　　た。注意はしていたのですが、いろいろと忙しくしていたら、何かの思
　　い込みで……隣の患者さんの点滴をしてしまったんです

Ⓐ　そんなことがあったのね……

　医療業界では医療安全やリスクマネジメントが十分に整えられてきており、

「人は誰でも間違える」という考え方が基本にあります。だからこそ、インシデントやアクシデントをレポートし、同じことが起こらないように事象が公表され、システム改善が行われています。しかし、このようなアクシデントを経験している看護師本人は、なかなかポジティブにとらえることができません。だからといって、そのことをずっと考えたままでは仕事にはならず、心のなかでは片隅に追いやりながら仕事をしていることが多いのではないでしょうか。

A そのときのことを、もう少し詳しく話してくれる？

B はい。点滴は補正の電解質だけだったので、幸い患者さんの健康状態に大きな影響はなかったんです。間違えた原因は私の思い込みによる単純ミスで、対策も明確だったので、インシデント・アクシデントレポートも苦労せずに書くことができました。でも、それ以来、患者さんとの関係が変わってしまったんです

A 患者さんとの関係？

B そうです。その患者さんはまだ若くて40代の男性だったので、もちろん私が間違えたこともよくわかっていたし、謝罪したら許してくれました。その後も私の担当を拒否されることもなかったので、受け持つことはあったのですが、何か処置やケアをするたびに、「それ本当に私ですか？」「確認してきてもらえますか？」と言われるようになったんです。怒られるわけでもなかったし、口調は優しかったんですけど、何というか……言われるたびに嫌な気持ちになっていって……

A そうだったの……

B その患者さんはその後1週間もしないうちに退院されたので、そんなに長い間その嫌な気持ちが続いていたわけではなかったんですけど、何か……ずっと、そのときのことが気になっているんです

A そうだったのね。嫌な気持ちになっていたときはどんなふうに思っていたの？

B 「私が間違えたのだから、患者さんが確認するのは当然だし、そのおかげ

で間違えずにできるようになったのだから、言われて感謝しなきゃいけない」と、自分に言い聞かせていました

Ⓐ そう……。感謝しなきゃいけないと思っていたのね

Ⓑ そうなんです。だから、嫌な気持ちになっていることが悪いことのような感じがしていました。嫌な気持ちを一生懸命打ち消すようにしていたと思います

Ⓐ 自分の感情を打ち消すようにしていたなんて、つらかったでしょう？

Ⓑ そのときはつらいと思うほど余裕がなかったのかもしれません。自分の感情に気づけないことも多いです。だから「看護師は感情労働*」って言われるのかな

Ⓐ そうだったの……

◎ 自己への気づきを通し成長することがキャリアカウンセリングの目的

　さて、A師長はB看護師が新人のときに体験した医療ミスの話を上手に聴くことができました。話を聴くときのポイントは、相手の話を遮らないこと、共感的態度で聴くこと、そして、話したいことを話してもらうことです。

　キャリアカウンセリングでは、この後の展開が重要です。ここまでは「何があったのか」ということが話されました。次の段階は「内省」です。キャリアカウンセリングは、何があったのかを話してすっきりすることが目的ではありません。キャリアカウンセリングの目的は、「自己への気づきを通して成長すること」です。内省は自己に対する気づきなので、話した経験に映し出される自分自身の価値観やものの見方に気づく必要があります。

Ⓐ 話してみて、今どんな感じがしている？

Ⓑ う〜ん。やっぱり思い出すと苦しいですね

Ⓐ その苦しさが何なのか、もう少し説明できる？

＊感情労働……相手に合わせた言葉や態度を中心とした感情のコントロールが不可欠な仕事で、感情を抑制した緊張状態を職務要素とする労働。

56

B そうですね……この苦しい感じって、新人のときにその患者さんに何か言われるたびに嫌な思いをしていたことを押し殺してきたからなのかな。でも、そのときは苦しいとは思わなかった。今思い出すと苦しいっていう感じなんですよね

A そうなの。新人のときの気持ちとは少し違うのね

B 新人のときに感じた嫌な思いは「私が間違えたのだから……」……（沈黙）……そう、「仕方ないんだ」って感じだったんです

A そう、「仕方ない」って思ったのね。それは、何が仕方なかったのかしら

B はい……（しばらく沈黙）……そうか……患者さんに……信頼されなくても……、仕方ないって思ったんです

B看護師は、そう言いながら当時を思い出したように悲しい表情になり、涙をこぼし両手で顔を覆いました。

　B看護師は、A師長の「何が仕方なかったのかしら」という問いかけに、新人の頃の心の扉を少しずつ開き、感情に対面し、押し殺していた感情が呼び起こされて涙を流しました。カウンセリングの場面で涙を流し始めると、カウンセリングを終了する場合があるかもしれません。それは、涙には癒し効果があるため、過去の自分が癒されたと思い、それを成果だと判断してしまうためです。しかし、キャリアカウンセリングではこの後の展開が重要です。

B看護師の感情が高ぶっている間、A師長は黙って見守りました。すると、数分でB看護師の感情は沈静し、現実の面談の場面に戻ったように話し始めました。

B すみません。思い出したら泣いてしまいました

A 謝らなくていいですよ。悲しかったのね。そのときにはわからなかったのね

B そうですね……。ありがとうございます

A では、話は戻りますが、もう一度落ち着いて、「仕方なかった」ことにつ

いて話してもらえますか？

B はい。私が患者さんに何か言われるたびに、嫌な気持ちになっていたのは、患者さんに信頼されていないと感じて、悲しい気持ちになっていたからかもしれません

A 信頼されていないことが、嫌な気持ちにつながっていたのね

B そう、そうです。そうか、私、今仕事をしていても、患者さんとの信頼関係をとても大事にしているんです。ミスをしないようにということはもちろんですが、信頼されない看護師では十分なケアもできないって思っています

A 看護師は信頼されることが大事なのね

B そうですよ！　だって、命や健康を預ける相手ですから！　でも、だから新人のとき、あのミスの後、「看護師を辞めたいな」って思ったのかもしれません

A まあ、そんなふうに思ったことがあったのね

B でももう15年も看護師を続けているんですけど。1年目で「自分は看護師向いていない」って思った時期がありました。働いているうちに、そんなことはどこかにいってしまったんですけどね（笑）

A そう。今日はいろいろ気づいたことがあったけれど、これからのことに何かつながるかしら

B 私、信頼される看護師をずっと目指していたことを思い出しました。だから、信頼されない人は看護師をするべきではないと思っていました。でも、いろんな状況がありますよね。信頼されることも大事だけれど、信頼されるまでのプロセスにあるいろんなことも、これからは受け入れていこうと思います

A そうね。人間関係への理解が深まった感じね

B 本当ですね！　少し大人になった気持ちです。いろいろありますよね！

● 看護職としての成長こそが自己実現につながる

　キャリアカウンセリングの目的である「成長」には、自己の探求と、気づきによる広がりや深まりが関係します。そして、成長によって自己実現に向かいます。

　看護職のキャリアは看護実践経験に大きく影響されます。それは、生き方に直結する職業であるがゆえに、患者から学ぶことが多いからかもしれません。しかしながら、患者さん、あるいは看護の対象である療養者との関わりが、その人の生き方に関心を寄せていないものであれば、その看護実践は自己実現につながる経験としてのキャリア形成には至っていない可能性があります。今回の新人時代のインシデント経験がそれにあたります。この段階では、B看護師はまだ自己実現のための種も見つけられていない状態かもしれません。看護実践が自身の人生のテーマと重なり合うキャリア形成には、看護職の能力開発が大きく影響します。だからこそ、看護職として成長することが自己実現につながるのだと理解する必要があるのです。

　内省によって「気づき」に導くには、相手の話を遮らず、共感的態度で聞き、話したいことを話してもらいましょう。

4. 退職したい看護職の キャリアカウンセリング

前項では、過去のインシデント経験のカウンセリング事例をご紹介しました。つらい経験を語ってすっきりするだけでなく、内省によって自己への気づきを得るための対話がキャリアカウンセリングであることをお伝えしました。今回は師長が頭を悩ます、退職希望を申し出た看護職との面談に、キャリアカウンセリングのスキルを活用した場面を前後半にわたって取り上げます。そして、その面談を通して、カウンセリングを受ける看護職が自分自身に問いかける自問自答へと導くための支援についてお伝えします。

まず前半では、退職を考えている看護職が、そのきっかけとなった経験について師長と話し合います。この時間を通して2人は、過去の経験や現在の思いを共有します。後半ではさらにその先に進み、カウンセリングを受ける看護職が、臨床における自分のありようを自分自身に問いかける、自問自答に導くための支援についてお伝えします。

> 「救命センターで働きたい！　だから退職したいんです」

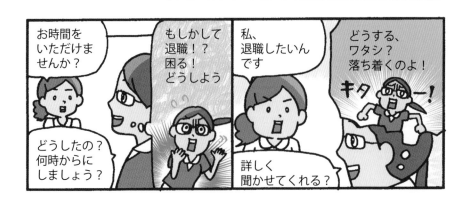

Ａ … 師長　　Ｂ … Ｂ看護師

B 師長さん、お話ししたいことがあるので、お時間をいただけますか？

A （何かしら……もしかして退職の相談？　困る！　でも、まずは話を聴かなくちゃ！）

わかりました。いつがいいですか？

B なるべく早い方がいいです。私は、今日は15時から1時間ほど時間を取れるように調整できますが……

A そう、では15時から面談室で話しましょう

15時になり、師長とB看護師は面談を始めました。

A さあ、何かしら。なんでも話してちょうだい

B あの……私、退職を考えています

A （やっぱり。どうしよう、困る。でもまだ「決めた」と言っているわけではないし、話を聴いてみよう）

まあ、退職を考えているのね。まずは、どうして退職を考えるようになったのか、話してもらえますか？

B はい……。私、新卒でこの病院に入職して3年目になります。看護学生のときに病院の奨学金をもらっていたので、自動的に入職したという感じです

A うんうん。それで？

B そもそも病院を選ぶというよりは、看護学校に入学するとき、たまたま高校から一緒の友達が奨学金を受けると知ったことが始まりでした。卒業したら一緒に働けるし、就職先が決まっていて奨学金も受けられるなら、ちょうどいいかなと思って

A そういう経緯で奨学金をもらったのね

B そうなんです。でも、そのあと学校の選択実習で、別の病院の救命センターを見学したんです。そのとき、そこで働く看護師さんたちがとっても生き生きとしていて、かっこよくて、いいなって思ったんです。「こんな病院で働きたい！」って

A その救命センターの看護師が生き生きしていて、かっこよかったのね

B そうなんです！　でも、私はこの病院の奨学金をもらっていたし、卒業したら就職しなくちゃいけない……。お金を返して就職先を変えようかとも思ったのですが、友達を裏切る気がして、それもできなかったんです。それで、そろそろ奨学金の返済期間も終了するし、次のステップアップとして、救命センターがある大学病院に就職したいなと思い始めたんです

A そういうことね。あなたの考えていることはよくわかったわ。でも、あなたがどんな気持ちで職場を変えようと考えているのかをもう少し知りたいわ。救命センターの看護師のどんなところが生き生きしてかっこよく見えたのかを、もう少し教えてくれる？

B もう４年前のことなので、印象でしか覚えていないんですけど、とにかく、医師と一緒にチームみんなで声をかけ合いながら、救急車で運ばれてきた患者さんを助けているっていう感じでした。それがテキパキとしていて、看護師の表情に緊張感と厳しさがあり、でも患者さんに優しく、安心できるように声をかけていて、すごいなって。「いつか私もこんなふうになりたい！」と思ったことを覚えています

A そんなふうにすごいと思える素敵な看護師に出会えたのね。いい経験だったわね！

○ 言葉にすることで「自分の知らない自分」に出会い、
　自己理解を深められる

　B看護師は４年前の実習を思い出しながら、救命の現場で初めて感じた「心が動かされるような」体験を話しました。B看護師が表情明るく、興奮気味に話す様子を見ながら、師長はその実習を有意義に感じていたであろうB看護師のことを理解しました。

　キャリアカウンセリングでは、まずは経験から語ってもらいます。カウンセリングをする師長が、看護職の経験を想像できるような、そして、話を聴いてその経験を共有しつつ共感することで、語り手の看護職は「話を聴いてもらえた」「そ

の経験をわかってもらえた」と思え、自分の経験を認めてもらえた気持ちになります。安心して話ができる相手だと思えると、次の内省のステップ、つまり「自分の知らない自分と出会うかもしれない」段階へと進めることができます。

　内省とは、自問自答によって自己の気づきを促すことです。そして、それを言語化することでさらに自分自身を客観視して、自己理解を深めていきます。

Ｂ　あ〜、思い出すと本当にいい経験だったと思います。自分がその場の一員として、看護師として存在できたらどんなにいいかと思います

Ａ　そうね。自分が救命センターで出会った看護師のように働くことをイメージしただけで嬉しくなるわね

Ｂ　そうなんですよ！

Ａ　それで、そういう現場で働きたいと思って、退職を考えているのね。今、そんなふうに感じているあなた自身は、自分をどんな看護師だと思っている？

Ｂ　う〜ん。今は３年目になって、新人指導もリーダーシップも勉強して、看護師がリーダーシップをとることで患者さんを支えられることもわかってきたかな。でも、まだそんなに十分な看護ができているとはいえないかもしれません

Ａ　「十分な看護」って、どんな感じで考えているの？

Ｂ　う〜ん。何が十分かはわからないですけど、毎日忙しいし、患者さんとゆっくり話したいけれど話すこともできていないし……

Ａ　患者さんとゆっくり話すことは、あなたにとって「十分な看護」とどんなふうにつながっているの？

Ｂ　話がゆっくりできないと、患者さんが何を望んでいるのかわからないじゃないですか。でも、毎日決められたことをするだけで精一杯になっているんです

Ａ　そうか。患者さんの望んでいることがわからずに、決められたことを毎日しているだけで精一杯になっているのね

B そうです。自分の能力は、まだ先輩たちのように看護ができるようには
なっていないんです。だから、決められたことで1日が終わってしまう
し、毎日「何をやっていたんだろう」って、自分で時々思うんです。学
生の頃に学んだ看護を忘れちゃいそうで……。そうしたら、学生の頃の
救命センターにいた看護師のことを思い出して、そんなふうになるため
には、そういう場所に行きたいと思ったんです

A まあ、「看護を忘れてしまいそう」って思っているのね

B でも、現場なんてこんなものかなとも思ったりもするんです

A こんなものって?

B だから、いくら看護が大事っていっても、忙しいなかでインシデントが
ないように毎日決められたことをするしかないってことですよ

A 「看護が大事っていっても」というのは、どういうことを言っているの?

B 新人のときから、研修では「看護観」とか「看護の専門性」とかいいま
すけど、現場では毎日忙しすぎて、そんなこと考える暇もないです。そ
れは、私の能力不足かもしれないとも思いますけど……

A 看護をしたくても、忙しくて考える暇もなくて、それを自分の能力不足
だと思っていたのね

B そうですよ。だって、先輩たちは毎日文句も言わずに働いているじゃな
いですか。先輩たちはできているからだと思います

A なるほど。では、文句を言わずに働いている先輩たちを見て、あなたは
どう思っているの?

B 看護ができているんだと思います。忙しくても、何も言わずに働いてい
て、すごいです

A あなたには、そんなふうに見えているのね

○ 退職を引き留めるためではなく、
　相手の経験を共有・共感するカウンセリングを

退職して、憧れの救急センターに就職するという相談が、いつの間にか「今の

現場でどんな気持ちで働いているか」という内容に変わってきました。この事例のように、退職したいと考えている看護職に話を聴いていると、ステップアップしたいという肯定的な言い方をしながらも、現状から逃げたいという状況が垣間見られる場合があります。しかし、B看護師にしてみれば、なんとかして退職を思い留まらせようとする師長の前で、退職理由にネガティブな印象を与えないように話したいと思うのは当然のことです。師長は、このような看護職の気持ちを解きほぐす必要があります。また、B看護師は「ネガティブな境遇は学びのチャンス」と自分でわかってはいるものの、そのことを師長に言われて自分が逃げていると思われたくないという気持ちから、防衛しているのかもしれません。

「何を言われても退職したい気持ちは変わらない！」という気持ちと、「こんな気持ちでいる自分を乗り越えることができるような話を、師長がしてくれるのではないか」という期待。このような相反する気持ちを抱きながら、「師長と話したい」とB看護師が思っているということは、師長と話をすることで何か自分なりの答えを見つけたいという気持ちがあるように思えます。

キャリアカウンセリングは、結果的に離職防止につながることがあっても、退職を引き留めるためのカウンセリングではありません。看護職の「退職したい」という気持ちに寄り添いながら、そこに至った経験を一緒に再現して共有し、共感していきます。それは、そのことを語る看護職が、何を経験しているのかを本人とともに見つめるためです。そして、その経験に映し出される自己に気づくためのカウンセリングを展開していきます。

今回のカウンセリングで話されたB看護師の経験は、看護を大事にしたいという気持ちがあるからこそ経験することだと、看護管理者の皆さんなら理解できると思います。この事例のように退職を考えている看護職と話をしながら、その看護師が何を経験しているのかに関心を向けることで、その経験は生き生きと語られます。そして、その経験の語りに映し出される自己を一緒に見つめ、気づきを得ることで自己理解が深まり、広がり、自分の働き方について考えるに至るのです。

＊

（退職を希望したけれど……）
「患者さんにもっと寄り添いたい！　だけど、話を聴く時間がないんです」

～前半の続きから～

B 先輩たちは、何も文句も言わずに働いて、すごいですよ

A そうね……文句を言わない先輩たちを見ていて、あなたはどんな気持ちなの？

B 私は……そうですね、先輩たちのように、淡々と働けないんです。それがどうしてなのかはわからない。なんだろう、そんな私自身に対して、怒りを感じます

A まあ、あなた自身に対して怒りを！

B そうですね。今、師長さんに聞かれて、答えてみて、私の言葉にびっくりしています。文句も言わずに働く先輩たちをイメージしたら、「イラッ」として……怒っていることに気づきました。しかも、先輩にではなく、私自身に

A そうなのね。怒っていたのね、自分に

　話している経験に、どんな自分が映し出されているのかは、自分自身にしかわかりません。その手がかりになるのは、感情です。そのとき、「どんな気持ち（感情）だったのか」を自分自身で気づくことによって、「そう感じている自分はどんな自分なのか」と自問自答することができます。

B なぜでしょうか。何を怒っているのか、自分でもわかりません

A 先輩たちのどんな状況をイメージしたらイラっとしたのか、説明することはできますか？

B そうですね……先輩たちの姿をイメージはしましたが、同時に、私自身

を先輩たちの姿と比べてみたのだと思います。それは、先輩たちが患者
さんだけを看て働いているのに、私は忙しくて、ただ、業務をこなすだ
けのようにスケジュールを進めていて、学生のときのように患者さんに
寄り添えていない感じがして、そんな自分が許せないんです

Ａ 患者さんに寄り添えない自分が許せないのね

Ｂ そうです。学生のときは、患者さんに寄り添うために、患者さんと話を
する時間が十分にありました。でも、今は忙しくて、その時間がありま
せん。患者さんに寄り添いたいのに、寄り添えていない。だから、看護
をしていないと感じているのだと思います

Ａ 患者さんに寄り添うためには、時間が重要なのね？

Ｂ それはそうです。だって、患者さんがどんな気持ちでいるのかわからな
ければ、寄り添えないじゃないですか

Ａ 話を聴くことで寄り添える、ということかしら？

Ｂ えっ？　話を聴かないと寄り添えないですよね？　だって、患者さんの
望んでいることや気持ちがわからないじゃないですか

Ａ 時間をかけて話を聴くことが寄り添うことだ、と思っているのね？

Ｂ 違いますか？

○「自分が思い込んでいること」に気づくことから、内省が始まる

　B看護師は「患者の話を聴いて寄り添う」必要性を自分で話していますが、あ
らためて師長に「話を聴くことで寄り添える、ということ？」と聴かれ、「えっ？」
と立ち止まっています。ここで師長は、「時間をかけて話を聴くことで、寄り添え
る」というB看護師が持つ「思考の枠組み」に対する気づきを促すために、あえ
て問いかけています。師長が導こうとしているのは、"思考の枠組みのなかで考え
ている自分"への気づきです。自問自答による内省によって気づくことの一つに、
「思考の枠組み」があります。自分の「あるべき思考」や「こういうものだ」とい
う考えは、誰もがそう思っているわけではないにもかかわらず、それが「普通」、

あるいは「常識」「正解」であるかのように、「自分が思い込んでいること」に気づくことから、内省が始まります。

　Ａ　……どう思う？
　Ｂ　それは……ずるいです。質問に質問で返されても……
　Ａ　そうね。ごめんなさい。でも、これは、臨床で看護をするのに、とても重要な問題だと思うのよ。ここを乗り越えることができなければ、あなたがすごいと思う「文句も言わずに働く先輩たち」のようにはなれないのではないか、と私は思うの。それは、正解があるわけではなくて、看護師それぞれが、自分のなかに答えを持っていることだと思うのよ
　Ｂ　そうか、私自身のことは師長さんに聞いても答えは出ない、ということですね
　Ａ　そういうことです。だからこそ、あなた自身の気持ちや、あなたらしさに、一緒に向き合いたいと思うの。「時間をかけて患者さんと話すことができなければ、寄り添うことができない」と思っているのね？
　Ｂ　そういうふうに聴かれると……何か、自分が気づかなければならないことに気づいていない、という気がしてきました……
　Ａ　そうなの？

　師長の問いかけによって、Ｂ看護師は「自分が気づかなければならないことがあるのかもしれない」と思い始めています。退職希望を伝えようとしていたＢ看護師が、師長との対話で、何かを学ぼうとし始めました。ずいぶんと遠回りをしたようにも思えますが、Ｂ看護師にとって必要な遠回りだったのではないでしょうか。退職希望の話から、学生時代にあこがれた救命センターの看護師の話、現在働く現場でのやるせない気持ち、すごいと思える先輩たちの存在、そして、先輩たちのように働くことができない自分に対する怒り、そんな経験が話されました。その経験にどんな自分が映し出されているのかを見つめてみると、"自分が描いている患者さんへの寄り添い方"という思考の枠組みが見えてきます。

B 長い時間、患者さんの側で話を聴かないと寄り添えないって思っているのは、私なんですよね

A そうね。あなたは長い時間、話を聴かないと患者さんに寄り添えないって思っているのよね

B そうですね。なんだか、自分の言っていることに自信がなくなってきました

A 自信って、どういう感じ？

B 自信っていうか……人の気持ちは話を聴かなければわからないと思っていましたが、そうでもないのかな

A どうだろう

B 「寄り添う」ことと、「患者さんの望んでいることや気持ちがわかる」ということは違いますよね？

A どう違うと思うの？

B 寄り添うって何だろう……

A 難しい言葉ですね……

B 看護過程を展開するということから考えれば、患者さんの望んでいることや気持ちがわかることは、重要な情報ですよね。患者さん中心に看護をするためには、やっぱり患者さんが考えていることを聴く必要があります。看護の方向性を見出すためのアセスメントに重要な情報ですよね。推測ばかりでなく、患者さん本人の望みや思いが実際にわかることが重要だと思うんです

A ふんふん。それで？

B そうか、でも、それは、いつもいつも患者さんの側にいればいいということとは違いますね。必要なときに、時間をとって話をすればいいんですよね

　B看護師の、患者さんへ寄り添う気持ちと、実際の患者さんの望みや気持ちを情報収集することへの曖昧さが、整理されてきました。B看護師の"患者に寄り

添いたい"の具体的内容は曖昧なままですが、患者さんと話をする時間をとることの意味について、考え始めています。B看護師の「寄り添う」という曖昧な概念は、コミュニケーションをとる時間の問題と重なり合っていたのかもしれません。

Ａ それは「文句を言わずに働く先輩たち」とどんなふうにつながっているの？

Ｂ 先輩たちは、それをしているのかな。私は知らなかったのかな。でも、先輩たちはカンファレンスで患者さんの情報をよく話してくれます。「こんなふうに言っていた」とか「ご家族はこんな感じだよね」って。時間をとって話しているかはわからないけど、確実に患者さんを看ている感じがします。私は看ることができていない。この違いは何だろう……

Ａ 漠然と、先輩たちは「すごい」というだけでなく、自分との違いが見えてきたのね

Ｂ 本当、そうですね。仕事量はそれほど変わらないのに、先輩たちは、患者さんの重要な情報を持っている。でも私には、それができていない……

Ａ あら、そろそろ、面談時間が終わりそうね。15時から1時間の約束だったわね

Ｂ え！　もう少しなのに！

Ａ 時間制限なくやりとりをしていても、仕方がありません。今回はここまでで、いったん終了しましょう。キャリアカウンセリングは、モヤッとした状態で課題を持ち帰る方が次のステップに進める、という考え方もあるのです

Ｂ あ〜、本当にモヤッとする！

Ａ 自分でまた考えてみて、何か答えが見つかったら、また私と話しましょうか。答えが見つからなくて困ったときも、また話しましょう！

Ｂ え〜、退職の話をしていたのに〜。いつの間にか、情報収集の課題の持

ち帰りになってしまってる！　師長さんにうまく丸め込まれた感じです
よね、これって

A そんなことはないですよ。だって、あなたが話を進めていったのよ

B そうか～。でも、この課題は自分にとって重要な感じがします。また、
面談をお願いします！

A そんなふうに思ってくれて、嬉しいです。この面談は成功ですね！

B くやしいけど、そういうことです。退職の話はいったん、置いておくこ
とにします

A そうね。退職はいつでもできるからね

◎ 過去を振り返り、そこに映し出された「自分」を見つめ、未来を考える支援を行うのがキャリアカウンセリング

　B看護師は「師長に丸め込まれた」と表現してはいるものの、不満そうではありませんでした。おそらく、何か自分にとって必要な、退職では解決しない問題が見えてきたのかもしれません。キャリアカウンセリングでは、希望や要求を伝えてくる看護職に対して、交渉や取引をするのではなく、「そう思ったきっかけとなる経験は何だったのか」、そして、「その経験にはどんな自分が映し出されているのか」「それを知ってこれからどうしていこうと思うのか」を自分自身で気づくために問い続けます。はじめに訴えていた希望や要求に論理的に戻ってくる看護職もいれば、違う答えにたどりつく看護職もいます。それは、どこにたどりつくか、本人にしかわからないのです。

キャリアカウンセリングによって結果的に退職を思いとどまる人もいますが、それを目的にした交渉や取引がキャリアカウンセリングではありません。

5. 相手のタイミングに合った キャリア支援面談

　前項では、退職希望を申し出た看護職と師長の面談に、キャリアカウンセリングのスキルを活用した事例を取り上げました。看護職が、学生時代からあこがれていた救命救急センターへの転職を申し出ましたが、その裏には「日々忙しいばかりで、看護について考える間もない」という現在の職場への不満が隠れていました。そんななかで感じている今の気持ちを、師長に導かれながら話して共有し、最終的には、臨床における自分のありようを自分自身に問いかける「自問自答」に導くための支援を展開していきました。

　今回は、日常の仕事はこなしているものの、モチベーションが低そうな看護職との面談場面で、目標管理面接を活用した事例をご紹介します。

> ## 「目標がまったく思いつかない！」

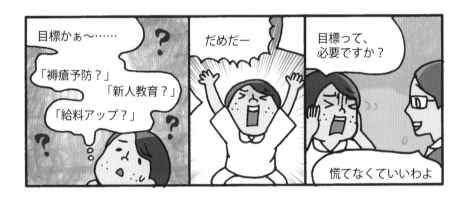

Ａ … 師長　　Ｂ … Ｂ看護師

Ａ Ｂさん、今日、少し時間がとれますか？　あなたの目標管理面接、まだ終わっていなかったわね

> **B** あー、すっかり忘れていました。すみません。でも、まだ目標が書けて
> いないんですけど……
> **A** いいですよ。目標設定も一緒に相談しましょうか
> **B** はい、お願いします

　師長は、B看護師のことを「仕事ができないわけではないけれど、仕事を淡々
とこなしていくタイプ」で、看護をしていて楽しいのかよくわからないと思って
いました。モチベーションが低いようにも見えましたが、それは「話をしてみな
いとわからない」と思い直し、目標管理面接の機会を活用して、キャリアカウン
セリングを試みることにしました。

> 面談室にて。
> B看護師が白紙の目標管理シートを提示しつつ、面談が始まりました。
> **B** よろしくお願いします
> **A** はい。よろしくお願いします
> **B** （白紙の目標管理シートを見ながら）私、いつも悩むんですけど、目標が
> 書けないんですよ……
> **A** まあ、そうなの。とりあえず目標はおいておいて、Bさんがどんな気持
> ちで働いているのか、少し話を聴いてみたいと思っていたのよ
> **B** え？　どんな気持ちって……何だかよくわからないんですけど……？

　B看護師は、日頃から自分の方から色々と話すタイプではありません。そのた
め師長は、B看護師の気持ちがわからないと思い、話を聞きたいと思っていたわ
けですが、普段から口数の少ないB看護師にとっては、唐突に自分の気持ちを聞
かれても、何を話したらいいかわからなくなるのは当然です。

> **A** 急にこんなことを言われても困るわよね。私がBさんの話を聴きたいと
> 思ったのは、Bさんがこれから先の自分のキャリアデザインをどのよう

に考えているか、それを知ることができれば、師長として何か支援がで
きるのでは、と思ったからです

B え、もしかして異動とかですか？　困ります〜

A そんなこと、ひと言も言ってないでしょ。そうじゃなくて、Bさんはそ
ろそろ5年目になるから、これからのことを考えたりすることはあるの
かなって、それが知りたかったのよ

B あ〜、そういうことですか。よかった、異動じゃなくて

A 異動になることが心配だったの？

B それはそうですよ。だって、5年目ってそういう時期ですよね

A 5年目がそういう時期とは？

B 今、師長さんがおっしゃったように、そろそろキャリアデザインを……
とか、言われる時期ですよね

A そうとは限らないけど、あなたはそう思っているのね？

B はい、そうですね

A じゃあ、考えましょうか

B えー、そういうことですか？

A だって、それが目標設定ということですよね？

B ああ、そうか。そう言われればそうですね

　毎年のように繰り返される、目標管理のための目標設定と、行動計画、面接。
しかし、これらが形骸化していると、目標管理シートは組織運営のために看護職
の行動を喚起させるための「やることリスト」になってしまいます。

　本来、キャリアの視点から考える目標管理は、組織目標とキャリアデザインの
すり合わせによって、協力関係の成立を意味するものです。そのことが忘れられ
ていると、目標管理は看護職へのプレッシャーになり、息切れする原因になった
りします。

A では、目標のことで少しでも考えていることがあれば、教えてもらえま

すか？

B それが、まったく思いつかないんです。困っています。いつも絞り出してるって感じで……

A まあ、そうなのね。いつもどうやって絞り出してるの？

B う〜ん……、去年の評価を見て、今年につながりそうなことを見つけて、無理やり目標にする感じですかね……

A そう、無理やり目標にするって、どんな感じなの？

B う〜ん、なんか……そもそも、目標って持たなくちゃいけないの？　って思っちゃうんですよね……

A 目標設定が難しいの？

B 目の前のことで精一杯で、先のことなんて考えられませんよ〜

A 先のことって、どれくらい先のこと？

B う〜ん、どうしたら先のことが考えられるんですか？

　皆さん、お気づきですか？　師長とB看護師の会話がちぐはぐで、かみ合わなくなってきています。師長の問いに対して、B看護師が回答していないのです。たとえば下線のところですが、

「無理やり目標にするって、どんな感じなの？」

　　→「目標って持たなくちゃいけないの？」

「目標設定が難しいの？」

　　→「先のことなんて考えられませんよ〜」

「どれくらい先のこと？」

　　→「どうしたら先のことが考えられるんですか？」

● ちぐはぐするのは防衛反応の表れ

　こんなやり取りをしている師長とB看護師。ここでは何が起こっているのでしょうか？

キャリアカウンセリングでは、経験していることを話してもらい、その気持ちや思いを共有するために、カウンセラー（師長）が問いかけながら話を引き出していきます。クライエント（B看護師）が問いかけられたことに応答できれば、話が引き出せ、スムーズにその思いを共有できます。しかし、いくら問いかけても、カウンセラーが意図する問いから回答がずれていくことがあります。今回の師長とB看護師のやり取りがまさにその通りで、これはクライエントの理解力に問題がある場合に起こります。しかし、B看護師は師長の問いかけに応答しているつもりで話しており、質問の意図と回答がずれていることに気づいていないのです。

　このようなやりとりは、一種の防衛反応であると考えることができます。カウンセリング場面で出現する防衛反応では、自分が認めたくないことに対してちぐはぐな答えをしたり、急に不機嫌になったり、怒り出すなど、さまざまな反応が引き起こされます。カウンセラー（師長）から問いかけられたことが、自分が向き合い、認めることのできないような気持ちの場合、問いかけに対してちぐはぐな答えになっていくのです。ここを乗り越えて自分の気持ちを表現するには、自分の気持ちと向き合い、そして認める必要があります。

　このようなとき、カウンセラーが相手の話にばかり注目していると、問いかけに応答していないことに気づかず、場面が流れてしまうことがあります。問いかけたことに応答していない状況を察知できれば、クライエントの状況を知る手がかりになります。

　では、この先を見ていきましょう。

Ａ　では、少し質問を変えましょうか。今年はどんな目標を絞り出せそうなの？

Ｂ　そうですね、褥瘡委員を継続することが決まっているので、褥瘡予防のことになりますね

Ａ　そう。でもそれは、さっき話したように、あなたにとっては「無理やり目標にした感じ」なのね

B そうですね。でも、ないよりはいいと思います

　B看護師が、自分自身に向き合って認めることのできない気持ちに対して、師長はいったん距離をおく対応をとりました。そもそも防衛反応とは、認めることができない、認めることが耐えられないと無意識に感じているからこそ起きているので、師長はそれに直面させず、別の角度から話を進めようとしています。このような方法の他には、本人に「コミュニケーションが成立していませんよ」とはっきり伝える場合もあるかもしれません。認められないことそのものズバリを伝えるというよりは、コミュニケーションが成立していない状況に本人が気づいたときの反応によって、本人がキャリアを考える手がかりにしていくこともあります。

A 褥瘡予防の視点で目標設定するのもいいけれど、Bさんがさっき話していた「目の前のことで精いっぱいで……」という話が気になるな～

B そうですか？　やっぱりキャリアアップのことを考えなくちゃいけないってことですか？

A そうではなくて、忙しい毎日で、大変な思いばかりしているのかしらって

B そういうことですか。じゃあ、ここまでお話ししたので正直に言っちゃいますけど、忙しいのは仕事だから仕方ないって思ってます。そのことより、「先のことを考えて勉強したりしなきゃいけないのは、大変だから嫌だな～」って思ってるんです

A なるほど、そういうことか。勉強したくないのね？

B そうですよ！　私は今、毎日無事に、事故なく仕事が終わればそれで満足なんです。そのうち、何か目標が見つかったら考えることがあるかもしれないけれど、今はそれはないんです

A そうなのね。なるほど、あなたが考えていることはよくわかりました。では、何か目標が見つかったときは、私に教えてくださいね

○ "今すぐ" に目標が見つからなくても大丈夫！

　師長にとっては、何か未消化な思いにかられそうな面談だったかもしれませんが、学ぶ、あるいは気づくタイミングというのは、人それぞれのように思います。今はそれほどモチベーションが高くなくても、後々その人に合ったタイミングで、目標が自分なりに見えてくることは充分にあり得ます。「モチベーションを高めるために、今、何をすべきなのか」「キャリアデザインをさせなければ！」と意気込んでカウンセリングをしても、相手のタイミングに合わなければ、カウンセラー自身もキャリアカウンセリングの「あるべき思考」にとらわれた面談になってしまうかもしれません。

　大事なことは、看護職がどんな気持ちで働いているのかを知ろうとすること、そしてそれを知ったうえで、キャリア支援をするタイミングを見極めていくことなのかもしれません。

適切なタイミングは相手次第。「そのとき」が来るまでは、相手の気持ちを知ることに注力を。

6. 部署異動・昇進に悩むスタッフを サポートする面談

　前項では、日常の仕事はこなしているものの、モチベーションが低いと思える看護職との面談場面を取り上げました。自分自身の内面と向き合うことができず内省できない看護職に対して、目標管理面接をしながら看護職のキャリアニーズを探る部分で、師長の試行錯誤がありました。

　キャリアデザインの支援をする場合、自分に向き合うことができず防衛反応をとる看護職への対応には、タイミングが重要です。スタッフがどんな気持ちで働いているのか知ろうとすることや、それを知ったうえでキャリア支援をするタイミングを見極めていくことの重要性を考えました。

　今回取り上げるのは、部署異動を伝える場面からキャリアカウンセリングにつながった事例。前半では自部署の看護職に部署異動を伝える師長の面談場面を、後半では師長が看護職にどのように動機づけと意思決定支援のためのキャリアカウンセリングをしたのかを紹介します。

> 「スタッフに部署異動の打診が。でも自部署にも残ってほしいし……」

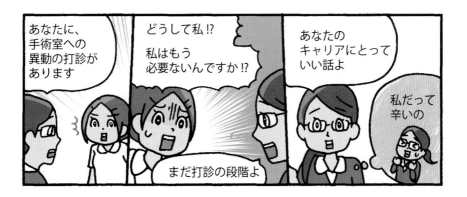

　ある日の朝のミーティングで、A 師長は部長から「B 看護師に手術室への異動を打診してほしい」と言われました。手術室は以前から人数が少なく、誰かが異

動せざるを得ない状況でした。部長には以前から「候補者が数名いる」とは聞いていましたが、最終決定するまでは本人には伝えられませんでした。しかし、異動の打診をしてくれということは、いよいよA師長の部署の中堅リーダーである、B看護師に決まりそうということです。

　A師長の管理する部署で、B看護師は看護職の関係性において中心的なリーダーで、主任を支えている、存在感のある中堅看護師です。考え方が肯定的で、チームを巻き込みながら前向きに物事に取り組むことができる、部署には欠かせない存在だとA師長は思っていました。A師長にとって、B看護師を失うことは正直大きな痛手です。しかし、部長から「今回の異動は手術室の人材不足ということだけでなく、B看護師の主任へのステップとして手術室異動を考えている」とも聞いていました。B看護師にとって、はたしてどちらの道がいいのか……。A師長は、B看護師が主任に昇進してほしいという気持ちと、できれば異動を断って自部署に残ってほしいという気持ちに悩み、複雑な思いで面接を行うことになりました。

Ａ … A師長　　Ｂ … B看護師

Ｂ　師長さん、お話って何ですか？

Ａ　話したいことはあるのだけど、その前に、最近、仕事はどうですか？

Ｂ　どうって言われても……まあまあ、楽しく、普通にやっているかなと思います。で、お話って何ですか？

Ａ　まあまあ、焦らないで。少し話しましょう。最近の仕事は、やりがいを感じられている？

Ｂ　そうですね、最近は、新人がだいぶ成長してきたなって思えたことがよかったかな

Ａ　あら、本当に？　どんな感じか聞かせてくれる？

Ｂ　師長さんにもご報告したいなって思っていたのでちょうどよかったです。新人のCさん、報告の仕方が変わってきましたよ！

Ａ そうなの？　どんなふうに？

Ｂ それがですね、以前は自分が観察してきたことだけを言って、「それで？」って感じだったじゃないですか。しかも「どうしたらいいですか？」って、指示待ちというのかな、自分で考えていない感じでしたよね

Ａ ふむふむ

Ｂ それが最近は！「……という状態で、自分ではこう考えているのですが、それで大丈夫ですか？」とか、言ってくれるようになったんですよ～（嬉しそう）

Ａ すごいじゃない！　Ｃさんのことはみんな心配していたものね

Ｂ そうなんですよ～！　なんだか、このまま２年目になってしまうのかと思って心配していたんですけど、何か変化するきっかけがあったのかな。それは聞いていないんですけどね

Ａ ぜひ聞いてみてちょうだい

Ｂ そうですね。まずはプリセプターに聞いてもらいます。ちょうど面接の時期だし

Ａ そう、あなたは本当にいいリーダーシップをとっているわね。みんなのことをよく見てるわ

Ｂ そうですか？　みんな同じだと思いますよ

　Ａ師長は、Ｂ看護師の現状がどのような状況なのか、どんなことを考えながら仕事をしているのかを聞くことから始めました。それがＢ看護師のキャリアだからです。

　さて、この後Ａ師長は異動のことを切り出さなくてはなりません。しかし、今のこの話から、部署のメンバーとチームで働くことにやりがいを感じている状況がよくわかりましたし、そのうえでチームから外れる話をするのは、どうも気が引けます。Ａ師長自身も、戦力低下に対する不安と寂しい思い、そして何よりも、Ｂ看護師自身が悲しむのではないかと想像すると、話し始めるのには勇気がいり

ました。

B	私の話が聞きたかったのではなくて、何かお話があるのではないですか？
A	そうそう、そっちも話さなくちゃね。実は……あなたに異動の打診があります
B	えっ？……こんな話をしたばかりなのに、私にそんなことを言うんですか？
A	もちろん、まだ打診なので、そういうつもりで聞いてもらえますか？
B	……わかりました。ちなみにどこに……
A	手術室です
B	……（びっくりした顔で、師長の顔を黙って見ている）
A	そうよね。びっくりするわよね
B	何で、私なんですか？
A	そうね、それを言わないとね。私たちの病棟は脳外科でしょ。外科系で中堅のリーダーシップが発揮できる看護師を、手術室では必要としているのです
B	え～～～、それが私ですか～～～？
A	どう思う？
B	う～ん。想定外で何とも言えません……。即答できそうにないです。少しお時間をいただいてもいいですか？
A	そうね、わかりました。何か質問しておきたいことがあれば答えますよ？
B	今は何を聞いたらいいのかもわからないので……今日はこれで面接を終わりにしてもいいですか？
A	わかりました。では、次の面接の日を決めてから終わりにしましょう。明日、Bさんは休暇をとっているから、明後日の日勤の15時から時間をとりましょうか

B わかりました。その日は時間がとれるように調整しておきます

　A師長は、何とか頑張ってB看護師に異動の打診を伝えることができました。しかし、今の部署でやりがいを感じながら働いているB看護師にとって、異動の話は何も答えられなくなるほどショックなことのようでした。

　翌日、B看護師が1日休みをとっている間に、A師長は部長から、さらに「B看護師に手術室に異動するよう、何としても説得してほしい」と告げられてしまいました。「まだ打診だから」と話したのに、いったいB看護師には何と言ったらいいか……。A師長は悩みながら面接当日を迎えました。さあ、A師長はどのように話を進めていくのでしょうか。

● キャリアイベントをどうとらえ、その後の経験をどう積むかを考える支援こそが師長の役割

B お時間をいただき、ありがとうございます

A お休みの間、少し考えることができましたか？

B そうですね、でも、家のこととか子どものことがあって、自分の時間があるわけではありませんからそれほど変わらないんですけど、職場から離れたから、少し考えられた感じです

A それで？　どうかしら

B 結論から言うと……お断りしたいです

A そうですか……。では、考えたことを教えてくれる？

B はい。そもそも、私に白羽の矢が立った理由がわかりません。外科系経験者で中堅の看護師だったら、ほかにもいますよね？　師長さんが私を推薦したんですか？　私はこの病棟に、もう必要がないということなんですか？

A いやいや、そうではないですよ！

B じゃあ、なぜですか!?

A そうね、この前話したときは言葉が足りなかったことに、今気づきました。実はあなたに異動の話が出ているのは、主任推薦の話があるからです。主任からいずれ師長になることを考えると、手術室での経験はあなたのキャリアになると、部長も考えているのです。私ももちろんそう思います。私自身も同じように脳外科の病棟から手術室の主任になって、師長になりました。あなたにもそういうことを考えてほしいということなのよ

B 主任、ですか……。そんなこと、考えたこともなかったです

A そうね。あなたは自分のキャリアのことをそんなふうに思っていなかったものね。日々の看護とチームのナースたちのことばかり考えていたから、自分のことは後回しになっていたのかもしれないわね。それで、この話を聞いてどう思った？

B まさか自分が主任なんて考えられなくて、師長さんが私を異動させるためにそう言っているとしか思えなかったです

A そうね、私がもう少し前から動機づけをしておく必要があったと思います。突然の話であなたをびっくりさせてしまって、申し訳なく思っています

B そうですよ。キャリアデザインっていいながら、キャリア面談では師長さんと毎日の看護の話とか、教育のことしか話してこなかったです。師長のいうキャリアデザインって、そういうことだと思っていたのに……

A それはもちろんそうですよ。キャリアは肩書ではないからね。主任になるのも、あなたにとっては経験を積み重ねるチャンスと考えてほしいのです

B ……それはなんとなくわかります。でも、まだ心の準備ができていないです。自分にそんな役割ができるとも思えないし……

　職場内のキャリア支援には、看護活動やチーム活動の経験から展開されるキャリアデザインの支援と、昇進や異動、資格取得、研修参加など、自分で希望する

場合もあれば、上司から提案する、あるいは業務命令として伝えられる場面で展開されるキャリアカウンセリングなどがあります。キャリアカウンセリングでは、経験を語ることによって内省し、自己理解が深まります。自己理解を深めることは、自己実現に向かうことでもあります。仕事上のキャリアイベントをどのようにとらえ、未来に対するキャリアデザインとして、自己実現に向かって生きていくためには、師長の支援が必要なのだと思います。

　この後 A 師長が、B 看護師にどのような動機づけと意思決定支援のためのキャリアカウンセリングを行っていったのかをお伝えします。

＊

「主任になりたくないと言うスタッフ。けれど、興味はありそうな……」

　師長から手術室への異動と主任昇格というキャリア選択を提案された B 看護師は、まだ心の準備ができておらず、主任の役割を考えることもできずにいました。異動の話はいったん断ったものの、異動の理由を聞いてさらに混乱してしまいました。

　A 師長は B 看護師のリーダーシップを高く評価していたので、「いずれ管理職の道に進んでくれたら……」という気持ちがありました。そして、今まで動機づけをしてこなかったことを後悔しました。とりあえず師長は、今回のことを通して B 看護師がこれから先のことをどのように考えているのかを知ることができればと考えました。では、面談の続きを見ていきましょう。

Ａ B さん、今のこの状況が、キャリアの転機だと思わない？

Ｂ キャリアの転機、ですか？

Ａ そう。人はいつでもキャリアのことを考えながら生きているわけではないわよね。日常の生活に埋もれながら過ごしている。でも、大きなキャリアの転機について考えるタイミングって、意外にもこんなふうに、新

しい道が目の前に突然現れて、「ああ、自分はこれからどうしていくんだろう……?」と迷う、そのときなんじゃないかと思うの

B　そうですね……。今まで考えてこなかったのも、そういう時期ではなかったということかもしれない、ということですね

A　そういうふうに考えてみてはどうかしら。今日はそろそろ面談終了の時間なので、1週間後にあらためてキャリアカウンセリングをしましょう

B　はい、わかりました

　A師長は、なんとかB看護師の主任への道を拓きたいと思っていました。ただ、キャリアは本人の価値によって選択されるということも、十分にわかっています。師長がB看護師を見ている限り、組織目標に対するリーダーシップ行動やスタッフ育成など、管理者に通じる活動をしているときはとても生き生きとした表情をしていると感じていました。でも本人は、そのことに気づいていないのかもしれません。

　A師長はB看護師に、その自分の特性ややりがいが管理者につながっていることに気づいてもらいたいと思いながら、1週間後の面談に臨みました。

◉ 肩書は手段。実現したいことを考え、
　それに向かった道のりを考えることがキャリアデザイン

A　Bさん、1週間どんな気持ちで過ごしていたのか、教えてもらっていいですか?

B　はい。とにかく「なぜ私なのか」ということを、一番考えました。師長は、私が主任になれると思っているんでしょうか?

A　もちろん!　正直に言うと、私は最初、あなたの異動の話を聞いたとき、「困る!」と思ったの。なぜなら、あなたは今の病棟でとてもいいリーダーシップを発揮してくれているし、後輩の育成も頑張ってくれています。もちろん今の主任も頑張ってくれているけれど、あなたは病棟の要

になってくれていると、私は思っています。スタッフみんなの意見や思いを、主任に話をする前に受け止めてくれているのはあなたよね。前向きに患者さんのことを優先して考えたうえで、働きやすい職場環境と看護の質の維持を両立できるようにしてくれているのは、あなたの貢献が大きいと思っています。だから、うちの部署としては本当は困るのだけれど、あなたが主任という選択をしてくれたら、組織にとっていい結果をもたらすと思ったのです

B え～、そんなによい評価をしてくれていたんですか？　もっと早く言ってくださいよ～。そうしたら、もっと頑張ったのに（笑）

A あら、私ったらいいことばかりを言ってしまったわね。けれど課題もありますよ。感情的に反応しやすいところがあるし、それがいい方向であればいいけれど、ネガティブな方向に向かう場合は、周りへの影響はとても大きいですよ

B そうですね。それは目標面接のときにもお話ししました。周りへの影響を考えて、もう少し言葉や態度を選べるようにしたいです。でも、これでもだいぶ頑張っているんですよ!?

A わかっていますよ。でも、そういうことです

B そうですか……。でも、私自身は主任になりたいと考えたことは今までないんです。今回、そんなことを言われて初めて考えてみたんですけど、たしかに、主任さんが取り組むような人材育成もとてもやりがいを感じます。でも、それって教育を専門にしていくということではないんですか？

A そうですね。そう考えることもできます。では、あなたがイメージする管理職やマネジャーと、人材育成とはどんな関係にあると思いますか？

B そうですね、管理職は人材育成をします。でも、それだけではないと思います。何だろう……、人材育成よりも書類ばっかりつくっているイメージです

A まあ！　それは私がそう思わせてしまっているということだから、反省

しなければと思いますが、でも「なぜその書類をつくっているのか」と考えたことはありますか？

B　う～ん。多分、会議とかでいろいろと仕事が発生しているのかなって思います

A　間違っていませんね。その発生する仕事とは何かしら？

B　それは、看護部とか病院でいろいろな課題などがあって、委員会や会議で何か取り組むことが決まったってことですよね。それを書類にしているということかな

A　そうですね。あとは、病院や看護経営とか管理上の課題をデータ化して検討したり、評価したりしているのよね

B　わかります。大事なことですよね

A　そう考えてみて、師長の仕事をどう感じる？

B　そうですね、表面上はパソコンとにらめっこばかりしているように見えるけど、それには理由があって、それが組織を動かしている、ということなんですね

A　そうね

B　わかります。わかるけど……何だろう、なぜそこに魅力を感じないのかな。師長さんは、どうやってそこを理解、というか、自分のキャリアにしようと思ったのですか？

A　もちろん、私自身も初めはわからなかった。あえて言うなら、「自分の周りで頑張っているスタッフが、元気に働いてやりがいが感じられて、1人ひとりの看護師の個性を活かせる、そんな職場づくりが管理職の大事な仕事で、その仕事にはもれなく書類づくりがついてくる」、と理解したからかな

B　職場づくりか……。そんなふうに考えたことなかったです

A　職場づくりは患者さんのためでもありますよ。看護の質を上げるには、やっぱり看護師が生き生きと働いていないとね。それで、私の話をしてみたけれど、あなたはどう思った？

Ｂ そうですね、私がこんなに伸び伸びと仕事ができているのは、師長さんの下で働いているからなんですね！

Ａ そう思ってもらえるのは嬉しいことね

Ｂ 何だか、管理職のキャリアというより、そういう職場づくりをしたいと思ってきました

Ａ そう！ それがキャリアです。肩書きは手段で、自分が何を実現したいか、そのために何をするか、どこに向かって経験を重ねていくかがキャリアデザインですからね

Ｂ そうか、そういうことですね。でもそれなら、別に管理職にならなくても、スタッフとして職場づくりに貢献できると思うんですけど……

Ａ そうね。でも、主任や師長になるという価値もあるのよ

Ｂ え〜、大変な仕事が増えるだけのような感じです

Ａ そうかしら？ うちの主任や私は、大変なことばかりをさせられていると思っている？ それだけの存在ですか？ たとえば、主任との関わりのなかで、何か主任に対して感じたり考えたりしたことはない？

Ｂ う〜ん。主任さんに対してすごいなって思ったことは何度もあるんですけど、もう存在自体が主任さんですよね。日勤で一緒に勤務するっていうだけで安心できるし、何かあったら相談しようって思えるし

Ａ そうね。でも、どうしてそう思えるのかな？

Ｂ それはやっぱり、主任さんが何でもできて、判断も早いし。人間性もですよ

Ａ そうね。そういう主任さんと自分のキャリアをつなげて考えられる？

Ｂ とんでもないです！ 私が主任になったからって、そんなふうになれるとは思えませんよ！

Ａ では、今の主任は初めからそうだったと思う？

Ｂ それは……そうだと思います。そういう素質がある人が主任になるんですよ！

Ａ 人は素質で何かになるわけではなく、可能性は誰にでも拓かれていると

思いますよ……って、ねえ、私たちはなぜこんなやり取りをしているの
かしら？

B ……師長が私を主任にするための説得ですか？

A 私の話していることは説得ですか？

B ……違いますね。私が自分でそう思っているんですよね

A そうね。それはどういうことでしょうか

B 主任になるための理由を探しているのかもしれません。逆に断るための
理由を探しているともいえます

A そうね、管理職のキャリアを進み始めたのですね

B そうなんですか!?

A あなたは、いろんなことにもう気づいています。あとは、あなたが自分
の可能性にどこまでチャレンジできるかを考える必要があります。私は
あなたが管理職になれる人だと信じているし、そういうふうにキャリア
を支援してきました。では、また後日、どうするか結論を私に報告して
ください。必要ならまたカウンセリングをしましょう

B わかりました。あとは自分次第ということですよね。よく考えてご報告
します。ありがとうございました

　A師長は「今、主任にならなければ……」といった脅しのような支援はしたく
ありませんでした。でも、相手によっては決断するためのひと押しに、その言葉
を使う支援者もいるかもしれません。そこは、どのような看護職、もしくは管理
者になってほしいかという支援者の思いにも影響されます。

＊

　この後、Bさんがどの道を選択したのか……、その答えは皆さんのご想像にお
任せしたいと思います。

　皆さんも考えるところと思いますが、こういった"職位を上げる提案"は、短
期間にたった数回面談を行うだけでは、なかなか難しいものです。A師長の言う
通り、スタッフのキャリア志向や強みを早めにキャッチし、動機づけを進める支

援が必要です。また、モデリングとしての役割も重要です。

　管理者になりたがらないスタッフに対する戦略的な人材活用は、組織運営を担う管理者の重要な役割といえるでしょう。

異動や昇進のサポートは長期戦！　スタッフの思いや強みを早めにキャッチし、意図的に動機づけしていきましょう。

7. 時間外業務が減らないスタッフへの支援面談

前項では、部署異動とともに主任へ昇進するケースにおいて、意図的に動機づけと意思決定支援を行う師長の面談場面を紹介しました。この事例のように、管理者へのキャリアを望まない看護職は多いようです。マネジメント（管理）をするということの意味を知らず、身近にいるモデル（上司など）のイメージで判断してしまうケースが多いように思います。キャリアは、本人がキャリアをどのようにとらえるかによって大きく影響します。そのため、管理者へのキャリアを拓くときには、意図的で長期的な動機づけ支援が必要です。

今回は、時間外業務が常態化している看護職に対して、働き方の改善を促したい場合のキャリアカウンセリングについて前後半にわたってお伝えします。今、社会全体では、働き方改革により「時間外業務は削減する」という方向性になっています。しかし、目の前でケアを必要としている患者さんが助けを求めていたら、動かざるを得ないのが看護職の性というものです。このような状況のなか、看護管理者はどのようにしてキャリアカウンセリングを進めていけばよいかを考えていきましょう。

> 「看護記録を書くのが苦手で時間外業務が減らせない！」

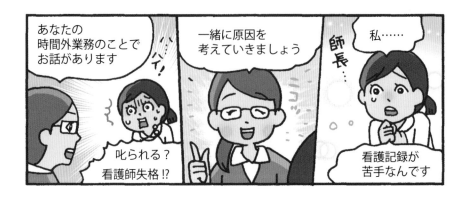

　A師長は、時間外業務が多いB看護師への対応に困っていました。B看護師には今までも、目標面談のときなどに時間外業務が多いことを指摘してきました。本人からも「減らすように頑張ります」という言葉が聞かれたのですが、時間外業務は一向に減りません。

　B看護師は看護経験3年目で、リーダー業務ができるようになったところです。看護の状況を見ていると、他の人よりも仕事量が多いようには見えず、患者さんと長く話をしているというわけでもないようです。プリセプターの役割はないので、新人指導で時間をとられているわけでもありません。A師長は、なぜ時間外業務が減らないのか状況を知りたいということ、そしてB看護師がそれをどのように認識しているのかを聞くことから始めてみようと思い、面談を設定しました。

Ａ … A師長　　Ｂ … B看護師

Ａ　Bさん、今日は忙しいのに、面談の時間をとってくれてありがとうございます

Ｂ　はい。……私、何かしたのでしょうか

Ａ　師長との面談は緊張しますよね。臨時で面談するとなれば、きっと不安に思っているんだろうなと思っていました。でもね、今日は別に何かを注意しようとか、異動の話とか、そういうことではないのよ

Ｂ　本当にそうなんですね、よかったです～。じゃあお話って?

Ａ　今日は、Bさんの時間外業務について話を聴きたいと思っています

Ｂ　えーっ!?　やっぱり叱られるんじゃないですか!

Ａ　そうではないのよ。Bさんの時間外業務は、新人1年目のころからの課題でしたよね。毎年、個人目標にもしています。そういう意味では、私にとっても課題なのよ。叱るというより、今まで私はBさんの時間外業務を減らすための支援を十分にしてこなかったなと気づいたのです。私はBさんに時間外を減らすように言うばかりで、そのための支援はしていませんでしたよね。だから今日は、そういう時間にしたいのです

Ｂ そうでしたか……。私が目標達成できていないからですね……すみません

Ａ 申し訳ない気持ちにさせてしまったわね。でも、一緒に解決したいと思っているので、お互いに協力しましょう！

Ｂ はい、わかりました

Ａ では、最近のＢさんの時間外業務の状況について、Ｂさんが認識していることを話してくれる？

Ｂ はい。師長さんのおっしゃる通り、時間外業務は減らせていません。なんとか早く終わらせようと思っているのですけど……どうしても看護記録が残ってしまいます

Ａ そうなのね。たしかに時間外に残っているときを見ていると、看護記録を入力していることが多いわね。勤務時間内に看護記録を入力するのは難しい？

Ｂ すき間の時間ならあるのですが、落ち着かないと入力できなくて……

Ａ 「落ち着かないと入力できない」っていうのはどういうことなのか、もう少し詳しく説明してもらえる？

Ｂ 落ち着いて考えないと、言葉が出てこないんです。「私、何をしたんだっけ？」って、忘れちゃって

Ａ ん？　どういうこと？

Ｂ 次々にやらなきゃいけないことがあって、あっという間に時間が過ぎるので、自分が何をしたのかがわからなくなっちゃうんです。思い出すのが大変です

Ａ なるほど。Ｂさんにとって、看護記録を書くことは「思い出す」ことなのね

Ｂ そうですね。パスのチェック入力は簡単にできます。やったかやらないかと、あとは数字の入力ですから。でもSOAP記録は、患者さんが何を言ったのか、私が観察したことや実施したことは何かを思い出すのが大変なんです。時間が経った後だから余計そうなのかもしれませんが、ア

セスメントは入力できないことが多くて、SOS 記録になっていることも多いです。すみません……

● 一緒に考えながら、スタッフの思いや考えを引き出す

　A 師長は、B 看護師を注意するのではなく、一緒に考えようという姿勢で接し、B 看護師の時間外業務の原因を探っていきました。そして、B 看護師自身が大変だと感じている「看護記録の負担」にたどり着きました。このような展開の場合、「では、看護記録がもっと簡素化されればいいのか」ということになってしまいがちです。しかし、POS（問題解決志向）を表す SOAP 記録は、看護記録のなかでもとくに看護実践の思考プロセスを記録するところであり、そのために専門職としての責任が生じていることも考えられます。

　A 師長は、看護職にかかる負担には専門職としての責任が大きく関係していると考え、思い出しながら入力している B 看護師の状況に危機感を覚えました。この状況だと、問題解決志向と看護記録が分断されていることに気づいたからです。B 看護師がこのことに気づかないと、状況は改善されません。

Ａ　なるほど、SOS になってしまうのね。では B さんは、SOS 記録とはどんな記録だと思っているの？

Ｂ　う〜ん。SOAP じゃなくて、SOS だから、ダメですよね？

Ａ　SOS はダメな記録なの？

Ｂ　ダメっていうか、アセスメントをちゃんと入力できていないから……

Ａ　アセスメントを入力することは大事なことなのね

Ｂ　それはそう思います。自分がどう判断しているかを記録することは、大事なことですよね

Ａ　そう。大事なことだと私も思います。では、アセスメントの入力は、B さんの時間外業務にどんなふうに影響していると思いますか？

Ｂ　それはやっぱり……時間外を減らさなくちゃと思っていると、アセスメ

ントをゆっくり考えている時間がないから、とりあえず観察と実施した
ことだけでも記録しておかなくちゃと思って、だから SOS になりますよ
ね……。困ったな

Ａ そういうことね。だとするなら、時間の短縮と適正な看護記録の入力が
両方ともできる方法を考えなければならないということね

Ｂ それはそうですけど〜。そんなことできませんよ！　だってそれができ
ていたら、そもそも時間外なんてしてないですよ。それができなくて
困っているのに……

Ａ ねえ、その方法が見つかれば、短時間で記録できるということだから、
すき間の時間に記録するのも可能なんじゃないかしら？

Ｂ たしかにそうですけど……、でも、そんなことが可能なのですか？

Ａ そうね、それはこれから一緒に解決していかなければならないわね

　A 師長は、できれば B 看護師に解決の方向性に気づいてほしいと思いました
が、B 看護師に染みついた長い間の習慣や思い込みを解除するには時間がかかる
こと、また、その先に考えてほしいことがあることを踏まえて、A 師長から解決
の方向性を示しました。もちろん、その方向性は B 看護師と話し合っていたから
こそ A 師長も気づけたことで、初めから解決策があったわけではありません。2
人で対話をしながら互いに気づいたことをつき合わせていった結果生まれた方向
性です。
　さて、このあと A 師長はどのようにキャリアカウンセリングを進めていくので
しょうか。

Ａ 時間がかかる看護記録と、勤務時間を短縮することは、相反することの
ように感じるわよね

Ｂ そうですね。難しいです

Ａ ところで B さんは、看護記録を入力しているとき、どんな気持ちにな
る？

> **B** それは……「看護記録さえなければ看護師の仕事は楽しいのに」と思いながら入力しています
>
> **A** そう、看護の仕事を楽しいと思っているのね
>
> **B** そうですね。そんなふうに意識したことはなかったけれど……看護ケアとか、処置したり、患者さんと関わっている時間は好きです
>
> **A** 看護記録はなくなったほうがいい?
>
> **B** それは、他者との情報共有とか、訴訟になったときの証拠とか、患者さんが見せてほしいって言ったときには見せなきゃいけないし、看護記録の必要性は理解しています。だから、私がもっとすらすらと考えられればいいんですけど……
>
> **A** そうね。どうしたらいいかしらね……
>
> **B** う〜ん

　こう言ってはいるものの、実はA師長には提案したいことがたくさんありました。でも、それを言ってしまうとまた同じことが繰り返されるような気がして、提案することができませんでした。

> **A** 看護記録は、思い出しながら入力しているって言っていたわよね
>
> **B** はい。1日中いろいろなことをしているから、実施したことと患者さんが言ったことを思い出すのが大変なんです。メモはとっているけれど……頭の中が整理できていないのかもしれません
>
> **A** 看護記録を書くために「頭の中を整理する」ってどんなことなのか、教えてくれる?
>
> **B** それは……何だろう、何を整理するのかな。SOAP記録はPOSだから、問題に沿って、ですかね
>
> **A** POSは問題解決志向ですね。仕事を進めていくときにPOSが看護とつながっているの?
>
> **B** あ〜、つながっていないかもです

Ａ まあ、そうでしたか

Ｂ POS を意識していないと、どんな看護になるのでしょう？

Ａ そうですね、自分の勤務の前に受け持っていた看護師が観察していた視点のままで看たり、あとは、今日しなければいけない処置とか、治療とか……。う～ん、流れで仕事している感じね

Ｂ では、問題解決志向を意識すると、どうなるのですか？

Ａ ……どうなるんだろう？　考えたこともなかった！

　このやりとりで、Ｂ看護師が理解しているPOS（問題解決志向）は看護記録の手法であり、Ｂ看護師の看護活動にはつながっていないことが見えてきました。Ａ師長は看護のキャリアを意識してはいましたが、Ｂ看護師が目先のあれこれにとらわれていることに気づいています。

「看護記録が苦手で……時間外業務が減らない！」

　Ａ師長は、時間外業務の多いＢ看護師への支援のため、まずはＢ看護師がこの件をどう認識しているのかを聞くことから始めました。すると、Ｂ看護師の時間外業務の原因は看護記録にあり、それを負担に思っていることがわかりました。

　しかし、看護記録は看護実践の思考プロセスを示すものであり、専門職としての責任が生じます。このような責任が大きく関係しているにもかかわらず、Ｂ看護師は問題解決志向と看護記録が分断されており、看護記録の手法と看護活動がつながっていないことが見えてきました。

　Ａ師長は、Ｂ看護師の働き方を変えるためには、この看護記録の問題を解決しなければ先に進まないと考えました。そして、「思考プロセスを記録する」のではなく、「記録するためにつじつま合わせをしている」Ｂ看護師の看護実践に対する理解を変えていくことで、今後の働き方に変化が生まれると考えました。

🅰 ここまで話してみてわかったけれど、Bさんは問題解決思考を意識して仕事を進めていなかったのね！

🅱 たしかに、学生時代は患者さんの問題点を踏まえ、目標設定をしながら、「今日は何をしようかな」と考えていました。でも、1人しか受け持っていなかったから、長い時間をかけて問題点を抽出して、目標設定することができていたんだと思うんです。でもそれって、日勤での受け持ちが4人とか6人とかいても、できるものなんですか？　あ〜、こんなこと、今まで考えたこともなかったですよ〜

🅰 そうだったのね。でも、もしも1人ずつの問題点を把握していて、それに基づいてケアをして、記録をしていくのであれば、看護記録をイメージしながら、ケアを同時進行できるんじゃない？

🅱 それは……してみないとわからないけれど……。でも私、看護記録には学生時代からすごく苦労してきたんです。だから……同じなんじゃないでしょうか

　B看護師は、問題解決志向を学生時代に学んでいたものの、それは記録上のことだと思っていたのかもしれません。

　また、実際に働く場合、複数の患者さんを受け持って展開していくなどということは、考えることもできなかったようです。

　ここでA師長は、自分がB看護師に対して、記録と実践の関係性についての学習支援を十分にできていなかったということにも気づきました。

🅰 でも、記録をすること自体は、随分トレーニングされてきたのではないかしら。学生のときと比べたら、所要時間はずっと短縮されていると思うけど、どう？

🅱 うーん、そうですね。私も少しは記録が上達しているということかな……。それなら、もっとできるようになるかどうかは、やってみなければわからないかな

🅰 そうよ！　チャレンジしてみる価値はありそうだけど

🅱 わかりました。でも、そんなに簡単にはできないと思うんです

🅰 どんな難しさがあるの？

🅱 複数の受け持ち患者の問題点を把握するには、全体像を理解していない
とわからないですよね。新人のときはそれを意識しすぎて、朝すごく早
く来て、情報収集をしていました。今はそんなことしたらダメだってわ
かっています。でも、情報収集をそれほどしっかりしなくても、患者さ
んやメンバーとの情報交換で何とかなるってことがわかってからは、
徐々に出勤時間も遅くすることができるようになりました

🅰 ん？　「何とかなる」って、どう「何とかなる」のかを、もう少し詳しく
説明してくれる？

🅱 う〜ん、ちょっと言いづらいのですが……問題解決志向でなくても、毎
日のルーティーン業務と治療内容や方向性がわかっていれば、看護問題
がわかっていなくても業務は進められる、ということです

　看護職は、新人1年目のときに看護業務と働き方を同時進行で学びます。厚生
労働省の「新人看護職員研修ガイドライン」に沿って、専門職としての技術や姿
勢、態度を身につけていくわけです。しかしB看護師の場合、「とにかく時間外
業務をしないようにするためにはどうしたらよいのか」という考え方で業務管理
を考えており、仕事を覚えながら経験によって思考プロセスが整理されて時間が
短縮されるのではなく、単純に仕事量を減らす方法を選択していたようです。

🅰 ねえ、今、あなたが話した働き方って、自分でどう思う？

🅱 働き方、ですか……。仕事時間を短縮するためには仕方がないのかなっ
て……

🅰 ねえ、Bさんは今、看護師としてのやりがいを感じられている？

🅱 それは……、最近、やりがいなんて考えていなかったです。でも、この
忙しいなかでそんなことを考えるのは、無理だと思います！

> Ⓐ そうね、難しいわよね。でも、毎日の業務のなかでは、患者さんと関わってよかったと思えたり、小さな達成感を感じたりしているんじゃない？
>
> Ⓑ そうですね……、それはそうです。それがやりがいっていうことなんですか？
>
> Ⓐ そう考える人もいるわよね。でも、あなたは日常的に「よかった」と思うことがあっても、それをやりがいとは思っていなかった。それはどういうことだと思う？
>
> Ⓑ え～、わかりません！　そんなこと言われても！

◎ キャリア面談には、ときには「揺さぶられる」問いかけも必要

　A師長からの問いかけによって、B看護師は感情的になっています。「何かから防衛したくなる」ような気持ちになったのかもしれません。どうやらB看護師には、A師長に触れられたくない、そして自分自身も考えずにいたいと思う、何かがあるようです。

　キャリア面談では、ときにはこのような「揺さぶられる」問いかけもなければなりません。問いかけに対する看護職の反応で、何かが変わるきっかけになるかもしれないからです。

> Ⓐ あなたを追いつめるようなことを言ってしまったわね。ごめんなさい。あなたが、やりがいではなくても、看護師の仕事に何かしらの価値を見出してくれていればいいと思ったのよ。それがなければ、何のために時間外業務の削減をしようとしているのかが、わからなくなってしまうから
>
> Ⓑ え!?　時間外業務を減らすことと、やりがいを感じることって、何か関係があるんですか？
>
> Ⓐ もちろんありますよ！　私は何も、病院の人件費を減らすために時間外業務を減らそうとして、目標管理しているわけではないのよ！

B そうだったんですか？　私はてっきりそうかと思っていました

A 違いますよ！　あらまぁ、そこから伝えなければいけないのね。いい？ 看護師がよい看護をするためには、働きすぎて疲弊したりしないよう、負担をなるべく軽減することが大前提になります。でもそれは、楽をして給料をもらうということではないのよ。効果的な看護を、最小限のエネルギーで実践する。それは、看護の専門性を活かすということです。看護師たるもの、看護記録で疲弊している場合ではないのですよ。Bさんの場合は、まず仕事中の思考プロセスを「見える化」していくトレーニングをする必要があります

B 思考プロセスを「見える化」、ですか……

A Bさんは誰かに看護をさせられているわけではないわよね？　あなたが意図的に、患者さんが早く回復するための支援が行えているのなら、それが自然と問題解決のプロセスになっていくのではないかしら

B でも……それは理想ですよ。実際は違うじゃないですか！

A そうね。でも、今日のこの面談が、その理想に近づくための第一歩にならないかしら

B ……先輩たちは、そんなことを考えながら仕事しているのでしょうか

A どうかしら。そうあってほしいと思っているけど……

B そんな話、同期や先輩たちとしたことなかったです

A そうなのね。看護記録のために残業していることを、誰かに相談したことはなかったの？

B しましたけど……。私の相談のしかたが的外れだったのかな。今日は師長さんが丁寧に話してくれたから、わかったのかな

A ……ん!?　ねえ、今、「わかった」って言ったけど、何が「わかった」の？

B あれ？　私、今たしかに「わかった」って言いましたよね？

A そうよ、私が丁寧に話したから「わかった」って言ったと思うけど。何がわかったの？

B 何がわかったのかな……。でも、何だかわかった気がします。何だろ

う……。そう、そもそも、私が記録に時間がかかっていたのは問題解決志向で仕事を進めていなかったからで、しかもそれが記録とつながっていなかった、ということですよね

🅰 記録のことはそうかもしれないわね。それから、他にも気づいたことがあったのではないかしら？

🅱 そうですね……私、「やりがい」と言ったらいいのか、なんで自分が看護の仕事をしているのか、最近、というか就職して働き始めてからずっと、考えてこなかったような気がします。だから、先輩のように早く仕事ができるようになりたくて、でも時間外は減らなくて……ちぐはぐなことをしていたということですよね

🅰 あら、そんなところまで考えられるなんてすごいじゃない！

🅱 何か気づいちゃいました。えへへ

🅰 まぁ、よかった！　では、これから何かしてみる？

🅱 やっぱりそうなりますよね〜、これは、師長さんとの面談ですからね〜。そうですね、これを機会に、あらためて看護師になった理由と向き合ってみようと思います。それから、仕事を始めてから学んだことも色々あったはずだし、「今、自分がこの仕事をしているのはなぜか？」を考えてみたいと思います

🅰 そうね。そのためのお手伝いは、私にもできそうですね。そして、看護記録はどうするの？

🅱 看護記録は、先輩に、全体像や問題点の把握をどうしているかとか、問題解決志向で実践するためのコツとか、聞いてみようかな

🅰 まぁ、いいチャレンジね。いい知恵を拝借できるといいわね。そこをクリアしないと看護記録の問題は改善しないし、そして時間も短縮できないわよね

🅱 その意味がよくわかりました。絶対に無理だと思っていたけれど、頑張る気持ちになってきました。でも、実際に効果が出るのはもう少し先になるかもしれませんよ、師長さん！

Ａ それは覚悟しています（笑）。1年かけて目標達成していってください

Ｂ わかりました。ありがとうございました！

◎ 業務時間の削減は、働く姿勢や価値、働き方と密接に関わっている

　Ｂ看護師との面談は「時間外業務を減らす」という切り口から始まったものの、そこにはＢ看護師の看護職として働く姿勢や価値、そして働き方につながり、同時に時間外業務の削減という方向にも進展しました。

　Ｂ看護師も言っていたように、表面的な課題を解決しようとすると、相談のしかたや面談の進め方がちぐはぐになってしまいます。働き方を改革するには、自分自身の働く意味や生き方に気づかないと、行動変容が起こせません。今回の事例は、Ｂ看護師にとって働き方改革のスタートラインに立つ機会になったといえるでしょう。

　働き改革の第一歩は、自分自身の働く意味や生き方に気づくこと！

8.　既卒新人看護職への適応支援面談

　今回は、既卒看護職の入職後フォローアップ面談の場面です。看護職はさまざまな事情で病院を異動します。また、その方法もさまざまです。年度の初めに入職した看護職も、年度の途中で入職した看護職も、同じように悩むことがあります。初めて参加する集団に適応していくプロセスのなかで、新人看護職は経験だけではどうにもできないつらい体験をしたり、前の職場のよさを実感する体験、自身の能力を発揮できないジレンマと折り合いをつけながら、その集団に慣れるまでの時間をやり過ごしたりしています。

　そんな看護職に対し、看護管理者ができる支援的面談について事例を紹介します。

> 「経験者だから期待に応えたい。でもミスをしてしまって焦りが……」

　B看護師は既卒で入職した看護職です。入職して3カ月経過しました。部署のA師長は、入職の時のオリエンテーションで挨拶した程度でした。時々声をかけていましたが、最近、インシデントが重なっており、B看護師は緊張した表情で仕事をしています。A師長はB看護師が継続して働いていけそうか、気になっていました。そのため、思い切って面談をしてみようと思い、B看護師との面談時間を設定しました。

A … A師長　　B … B看護師

A　急な面談の提案ですみません。業務は大丈夫ですか？

B　はい。リーダーが業務調整をしてくれたので1時間くらいは大丈夫です

A　よかった。でも30分くらいで終わるようにしますね

B　ありがとうございます。あの〜それで今日は……

Ⓐ そうね。まずは面談の目的を話さなければね。実は、最近、Bさんが緊張した表情で仕事をしているなって思っていたのです。それで気になって少し状況を聞きたいと思っていたのですよ

Ⓑ えっ。私の表情を見られていたのですか？ 師長さん、お忙しいと思っていたのに……ご心配をおかけしてすみません

Ⓐ 謝らなくてよいのですよ。私が気になっただけなのです。それで、何か緊張するようなことが起こっていたら、私に話していただけませんか？

◎ まずは相手が話したいことを話せるように配慮する

　A師長はインシデントのことが原因ではないかと思いながらも、B看護師が自ら話すことが重要であると考えて、あえて、インシデントのことは言わずに話を始めました。

　組織集団に適応していくプロセスにある者は、他者からどのように見られ、どのように評価されているか、とても敏感になっています。それは、組織の文化に染まっていくことが最大の課題になっているからです。そのため、注目しているエピソードを話すよりも、看護職自身が気になっていることを話してもらえるような配慮ができると、気がかりを引き出すことができます。

Ⓑ ありがとうございます。入職してからだいぶ仕事にも慣れてきて、流れもわかってきました。ただ、まだわからないことはあって、聞きながら仕事を進める必要があるので、緊張はしているかもしれません

Ⓐ そうでしたか。わからなくて困っていることはあるかしら

Ⓑ 困っているというよりは、まだ毎日新しいことがあるので、そのことを聞きながら仕事を進めるのが申し訳ないです

Ⓐ 申し訳ないと思っているのね。申し訳ないのは、具体的にどういうことですか？

Ⓑ それは、みなさんが忙しくしているのに、私に説明するために手を止め

て話してくださるので、仕事を中断させてしまうのが申し訳ないです。早く自分でできるようにならなければと思います

A まあ、そんなふうに思っていてくれたのね。スタッフはちゃんと説明しているかしら。忙しくて顔も見ないで話したりしていない？

B そういうこともありますけど、別に嫌な感じがしているわけではありません。忙しそうだなって思う程度です。それは当たり前のことです

A あなたがとても誠実に仕事を進めてくれているのがわかります。スタッフに対しても、とても配慮して話しかけてくれて、年下のスタッフにも謙虚に質問しているのを見ていました。どちらかというと、教える側のスタッフのほうに余裕がなくて、嫌な思いをさせているのではないかと心配していたのです。本来は逆にならなければいけないのにね

B そういうことは私、気にならないほうです。私が早く仕事を覚えればよいのですから

A そういうふうに言っていただけるとありがたいです。でも、スタッフには気づかせなければならないことがありそうですね

B みなさん忙しいのは事実ですから

●「師長が気にかけくれている」と思えることが、適応の支えになる

　既卒で入職する看護職は、経験がありながらも、自分よりも経験の浅い看護職に業務の手順を教えてもらうという体験をしています。そのことをどのように受け取るかは人それぞれですが、教えてくれるスタッフの対応によっては大きなストレスになりかねません。

　また、教えてもらった手順に対して何か違和感があったとしても、多くの看護職は何も言わずにその場をやり過ごすことが多いようです。それは、看護手順よりも組織に慣れることの優先順位が高いためです。よっぽど倫理的に問題があったり、危険性が高い行為でなければ、いったんは受け入れて実施しています。もしかしたらスタッフの見えないところで、自分なりの正しい方法にアレンジして

いる可能性はあります。

　そのような既卒で入職した看護職の特徴に、師長が意識して関わることで、自分が抱えている困難さを支えてもらえている、という実感が得られます。その結果、適応していく困難さを乗り越えることができる可能性が高くなります。

> Ａ　ほかに何か気になっていることがあれば、話してくれると嬉しいのだけど
>
> Ｂ　ありがとうございます。そうですね……実は今日の面談はインシデントのことを話されると思っていました。でも、師長さんは何もそのことを言われないので、私から話したほうがいいのかなって思っています
>
> Ａ　そうでしたか。そうね、気になっていましたよ。ただ、そのことをあまりネガティブにはとらえていなかったけど
>
> Ｂ　そうなのですか？　こんなミスが２回も続いて、本当にすみません
>
> Ａ　でも、インシデントレポートはきちんと書けていましたよ。前の病院での教育がしっかりしていたことが、よくわかります

◉ 聞きたいことを相手が自ら話してくれるような場が作れたら、面談は成功

　Ａ師長が気になっていたインシデントのことが、Ｂ看護師から話されました。Ｂ看護師が師長と話を始めて、この場は安全な場であると認識できたからこそ、自分が気がかりになっている、また、師長が気にしているであろうと思うことを、自ら話すことができたのだと考えられます。

　聞きたいことを聞く前に、話したいことを話してもらって、師長が引き出したいことを自ら話せるような場を確保することができれば、面談は成功と言えます。

> Ｂ　普通に書いただけですよ。でも、３カ月もたってミスをしているようじゃ駄目ですよね
>
> Ａ　そう思ってしまうわね。でもね、３カ月くらいって慣れてくる頃ですよ

ね。既卒で入職してきた看護師はよくこの時期にミスがあると言われているのですよ

B そうなのですか!?

A そうです。先に言ってあげればよかったですね。そうしたら注意できたわね

B そんなこと……そんなふうに思ってくださっているなんて、思ってもいませんでした。ミスをした日はリーダーさんとレポートを書いて振り返りをするのが本当につらかったです。なぜそうしてしまったかなんて自分でもわからないし、注意力が落ちていたとか、思い込みとかレポートに記載する原因はあるけど、それはそのときにはわからないし。私って駄目な看護師だなって思いました。もちろんこれから気をつけなくっちゃと思ったのですけど、だんだん慣れてきて調子に乗っていたんだって、自分を責めました

A そうだったのね。本当に、先に言ってあげられたらよかった。人は誰でもミスをするでしょう？　だからこそ、2人で確認したりして未然に防ぐシステムにしているのです。入職者にとって最大の課題は、職場に適応していくことですし、慣れるってそういうことですよね。だから、慣れてきた頃の小さなミスは適応が進んでいる証なのです

B そうなんですね……そんなふうに師長さんに思ってもらっていたのですね。私、こんなミスが続いて、注意力のない看護師って思われているのではないか、とても怖かったです。主任さんに「前の職場でもこういうミスはよくあったの？」って聞かれて「そんなことないです！」って言ったのですが、信じてもらえたか心配でした。自分でもなぜミスをしたのかなんて説明できないし。そういう看護師だって思われたのかと思ったら、私もう、ここで働けない。またミスを繰り返しそうだって思ってしまって、自信がなくなっていました

A まあ、主任もそんなに深い意味はなかったと思うのだけど、Bさんのこの状況では傷つきますよね。私の指導不足です。そういうことが配慮で

きるように話し合いをしますね。もちろん、Bさんが言ったとはわから
ないようにしますから大丈夫ですよ。安心してください

B よかったです。ありがとうございます

A でも、わかっていると思うけど、だからといって「ミスをしてもいい」と
いうことではないですよ

B わかっています。さらに気をつけて仕事を進めます！

A では面談はこれで終わりにしましょうか。大丈夫ですか？　言い足りな
いことはないですか？

B 大丈夫です。面談していただいてよかったです。私、話したかったんだっ
て気づきました。ありがとうございました！

◉ 既卒看護職は新卒看護職と同じ大切な仲間。
　体験や気持ちにしっかりと寄り添おう！

　既卒看護職が入職してくると、看護職としての実務経験があるため新卒新人看
護職のように密着して指導する必要がなく、仕事への期待感も大きくなります。
しかし、受け入れ側のスタッフが何を期待しているかは新人に伝わりやすいもの
です。業務を埋めてくれる人員が1人増えたという認識でいれば「自分でなくて
もよい」という気持ちになります。

　しかし、看護職の体験や気持ちに注目すると、ただの人員ではなく、この看護
師ができることは何か、この組織にどのような貢献をしてくれるのか、一緒に患
者さんを支える仲間になってもらうためにはどのような関係を築けばよいのかな
ど、考えることができます。だからこそ、話をする場を確保することは重要なの
です。

 期待は大きいが支援が手薄になりがちなのが既卒看護職。適
応を支えるためには、意識して関わることが大切！

9. 訪問看護師への転職を希望する 看護職へのキャリア支援面談

前項では、既卒看護職の入職後フォローアップ面談の場面をご紹介しました。自分らしく能力を発揮できないジレンマと折り合いをつけながら、その集団に慣れるまでの時間をやり過ごしている、中途採用の看護職の話でした。

今回は、ジェネラリストとして活躍してきた看護職に、訪問看護師の仕事に転職したいと相談された管理者が行った、キャリア支援面談についてご紹介します。

> ## 「病院での治療だけに終わらない、患者さんの生き方 を支える看護をしたい！」

B看護師は、臨床経験8年目のラダーレベルⅢのリーダーナースです。これまでに転職した経験はなく、看護大学卒業後に入職した急性期病院で、ずっとキャリアを積んできました。中堅看護職として、看護の質を向上させるための研究活動など、部署内の推進力としても活躍しています。終末期の看取りにも積極的に取り組み、臨床でのやりがいを自分なりに感じていました。

退職していく同期の看護職たちに対して、その思い切りの良さをうらやましいと思いながらも、次々に自分に降ってくる（ように感じる）課題をこなすことで精一杯のうちに、あっという間に月日が過ぎてしまったようです。

こんなB看護師は最近、訪問看護師に転職したいと思うようになっていました。そのことについて、A師長に相談したいと思い、面談を申し込みました。

Ⓐ … A師長　　Ⓑ … B看護師

Ⓑ 師長さん、お忙しいのにすみません

Ⓐ 大丈夫ですよ。Bさんからの面談の申し込みは珍しいから、少し緊張と 期待している感じですね

B　師長さんでも緊張されるのですか!?

A　当たり前ですよ！　それで私のことはよいから、あなたの話を聞かせてください

B　はい。実は最近、訪問看護の仕事に興味をもち始めました

A　まあ、在宅に興味をもつのはとても素晴らしい感覚ですね！

B　ありがとうございます！

A　それで、どうして興味をもち始めたのですか？

　キャリアカウンセリングでは本人の「経験」を聞くことから始めます。キャリアカウンセリングで意味する「経験」とは、出来事と感情が合わさったものです。何があったのか、そのときどう感じたのか、ということを本人が語ることによって、その「経験」が自分にとって何を意味しているのかが語られていきます。

　面談の導入でテーマが確認され、そのきっかけとなった出来事を話してもらうことで「経験」が語られ、この「経験」から自分のキャリアが見えてくるのです。

B　ここは急性期病院ですから、患者さんが早く退院できるように回復リハビリや退院支援を一生懸命してきました。とてもやりがいがあるし、中には術後に入退院を繰り返して看取りまで関わる患者さんもいます。でも……退院後の患者さんが気になってきて、支援もしたくなってきたのです

A　そうなのですか。退院後の患者さん、確かに気になるわね

B　特に徐々に悪化してきている患者さんは、退院できたとしてもご自宅での支援が必要ですよね。でも、このあとは訪問看護師さんや往診の医師にバトンタッチです。私にはその先はわからないのです。だから私は、患者さんがそのあとどのような生活をしているのか知りたくて、その人らしく生きている姿に関わりたいと思うようになってしまって……

A　それは病院で看護するのとは違う感じなの？

B　そうですね、もちろん病院で看護をするのも重要な仕事だと思っていま

🅰 でも？

🅱 う～ん、どう話せばよいのか……うまく言えないのですが、私がするべき看護は、病院ではない感じがするのです。関わっている患者さんを理解して、その人らしく生きるためにどうすればよいのか、もちろん患者さん自身の思いを十分に聞きながら支援しようとどれほど考えても、病院では限界があると思うのです。そこが私にはもどかしくて仕方がないのです

🅰 そうね、病院で看護をするということは、治療をしに来ている患者さんのケアをすることですからね。これからさらに診療の補助が中心になっていく分野かもしれないですね

🅱 そうなのです。それも大事な看護の役割だと思っています。でも……

🅰 でも？

🅱 退院していく患者さんを送り出すたびに、「私が看護したいのはあちら側ではないのか？」という気持ちが押し寄せてくる感じで……なんだかうまく言えないなあ～。すみません

◉ キャリアデザインとは、自分の生きる意味を問うこと

B看護師が一生懸命、言葉を選びながら語っていることは「私はどういう人間か」ということです。そこがキャリアであり、内省によって自ら認識する「自分の生き方」の手がかりです。

キャリアカウンセリングは自分を語ることです。自分を語ることで、自分でも気づいていない「自分」を見る、そして、自分がどうありたいのかに気づく体験を積み重ねながら、自分自身が生きる意味の本質に迫っていくことになります。

キャリアを選択する、キャリアデザインをするということは、場所や時間、ましてや給料で決めることではありません。自分がどうありたいのかという思いを

叶えるための手段として、場所や時間、給料が条件になってきます。自分のありたい姿は、社会の中でどのような役割をする立場で生きることなのか、職場や職務内容などの条件につながる生き方でもあります。

　人によっては仕事で感じるやりがいが「自分はこのことをするために生まれてきたのだ」という気持ちになるかもしれません。天職というものが本当にあるのかはわかりませんが、自分の生きる意味を問うことがキャリアデザインであると言えます。

Ⓐ　そうね、退院カンファレンスのときに、訪問看護師の話を真剣に聞いていましたよね

Ⓑ　真剣……そう言うと聞こえがいいですけど、訪問看護師が「家ではこういう状況で生活して……ご家族が……この方の生き方は……」とか話している姿に、心をわしづかみにされます。私も病院での治療や病状とか、副作用管理とか、そんなことを話すよりも、この患者さんはどう生きたいと思って生活してきたのか、ということを話す立場になりたいと強く思います

Ⓐ　そうなのね……それで、この病院には訪問看護部門はないけれど、どうしたいと思っているの？

Ⓑ　そこなんです、相談したいのは。退職するしか道はないのかということなのです

Ⓐ　難しいことですね。正直に言うと、今、あなたに退職されたら困る

Ⓑ　そうですか？　私がいなくても何とかなるのではないですか？　私は大したことはしていません

　看護職の退職の相談はさまざまな状況があります。もちろん退職を決めるのは本人の意思によりますし、引き留めることの効果をどう考えるかということはあります。師長が退職希望の看護職に対してキャリアカウンセリングをする場合、上司としての言葉を発してはいけないわけではありません。

　上司との対話を通して、退職を希望する看護職がどのような状況で退職を考えているのか、その看護職が職場を移ることは自分にとってどのような意味があるのかを、十分に検討する場となる必要があります。

Ａ　あなたの代わりは誰もいないのよ？　それはあなたじゃなくても同じです。人はそれぞれユニークな存在であり、そして誰もが必要とされる存在なのです。少なくとも私はそう考えていますよ

Ｂ　それは、ある意味、みんな同じだから誰が相談しても退職は賛成しないということになりますよね

Ａ　もちろんそうです。いらない人は一人もいません。「あなたは特別な一人」と言いたいところだけど、そうとも言えません。それでも、あなたに辞められたら困ることは真実です

Ｂ　師長さんの言いたいことはわかります。そうですよね。私自身も、同期の仲間が退職していくのを経験しています。だから、「自分の思いだけで退職するのはちょっと違う気がする」という気持ちがあります。だからこそ、職場の同僚が困らないように、退職するための準備や方法なども、しっかり考えたいと思っているのです

Ａ　そうですか。退職することが前提の話になってきましたね

Ｂ　会話の流れに沿って、そうなってしまいました

Ａ　就職先はもう探しているのですか？

Ｂ　少しずつ情報収集は進めていますが……

Ａ　では、せめて転職先は一緒に考えさせてほしい。これからも、この地域で一緒に看護をしていきたいと思っているのよ

Ｂ　そんなふうに思ってくれるのですか？　うれしいです！　では、必ず相談しながら就職先を決めます。それで、その前には退職準備のこともお願いします

Ａ　そうですね。ちょうど目標設定の時期だからそこで一緒に考えましょうか。あなたが退職するまでに準備しなければならないことは何か、ですね

B はい。病棟で私が担っている役割の引継ぎのこともありますし、リーダー育成も関係しますよね。私も少し考えて面談に臨みます！　今日は本当にありがとうございました！

A 私はそれでも、相談している間に気持ちが変わることを期待していますよ（笑）

B それは……（笑）。でも、引き留められるばかりだろうなと思っていました。看護師の採用が大変なことは知っていましたから、こんなふうに話を聞いてもらえると思っていませんでした。師長さんに話してよかったです。本当に相談したいことを話すことができました

A それはよかったです。これから私は、部長になんて言い訳しようか考えなければいけませんね（笑）

　このB看護師は、もしかすると交渉上手なのかもしれません。相手にとって受け入れがたいことを伝えるときは、十分な吟味をしてから交渉に臨んでくることと思います。決定事項としてではなく、方向性を伝えながら徐々に理解してもらえる話の進め方でした。

　しかしながら、その話を受け取る師長も、上手に受け取っています。カウンセリングの場として相手の心の動きや話の進め方で意思決定を進めることはもちろん、簡単には退職してほしくない気持ちもありながら、素直に話をしたくなる関係性があるからこそ、退職をしたくなった理由に教育的介入が必要かどうかの判断ができるものになります。時間的な猶予で本気度を推し量る場合もあります。

　今回の事例は、そういうことも含めて、B看護師自ら考える時間を持つという選択を支援することができました。

 退職希望者への面談は難しいもの。「本人にとって意味あるキャリアデザインになっているか」の視点から支援を！

10. なかなか成長しない新人に悩む チームリーダーに対するキャリア面談

　前項で注目したのは、ジェネラリストとして活躍してきた看護職に「訪問看護へ転職したい」と相談された管理者のキャリア支援面談についてでした。現在の職場でキャリアデザインが描けない看護職への相談場面は、管理者として難しい対応です。職場の人員確保と看護職個別のキャリアをどのように考えて支援するのかは、多くの管理者にとって課題になりそうです。支援のポイントは、相談に来た看護職にとって意味のあるキャリアデザインになっているかの見極めのようです。

　今回は新人教育に前向きに取り組んでいるにもかかわらず、なかなか成長しない新人に対して悩んでいるチームリーダーに対するキャリア面談の場面を紹介します。

> 「独り立ちできない新人のフォローにチーム全体が疲れているんです！」

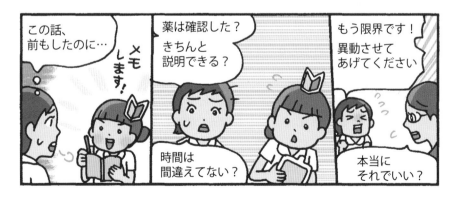

　A看護師は2チームで構成されている病棟の「チーム2」のリーダーを任されています。A看護師が求められている役割は、主任や師長と協力しながら、チームの看護を安全に、より良くするためのリーダーシップを発揮することです。看

護の質を上げるためにはメンバー育成が重要です。毎年のように入職する新人看護職を、辞めないようにメンタルサポートもしながら、スキルアップを支援していく必要があります。またA看護師は、とにかく少しでも早く独り立ちしてもらうことが、チームの中堅看護職たちの負担を減らすことになると考えています。

　今年も病棟の両チームに新人が2人ずつ配置されています。「チーム1」の新人は半年を経過して2人とも夜勤に入り始めています。「チーム2」の新人も一人は夜勤に入り始めていますが、もう一人の新人、B看護師はなかなか独り立ちすることができず、夜勤にもチャレンジできません。A看護師はチームリーダーとして何とかしなければと思いながら、何もできないもどかしさに行き詰まっています。C師長は何となく、A看護師が新人指導に悩んでいることに気づいていましたが、A看護師が相談してくるまで待ってみようと思っていました。その矢先、A看護師から相談の依頼がありました。

Ⓐ … A看護師　　Ⓒ … C師長

Ⓐ　お忙しいところ、すみません

Ⓒ　大丈夫よ、どうしたの？　Aさんが相談なんて、珍しいから

Ⓐ　師長もお気づきかと思うのですが、新人のBさんのことです

Ⓒ　そうか、Bさんのことね。そろそろ相談されるかなって思っていたけど……

Ⓐ　そうなんです。まだ夜勤もできていないし……。ほかの3人は夜勤に入り始めているので、Bさんをどうやって指導したらいいかと悩んでいるんです

Ⓒ　そうね。Aさんはどう考えているの？

Ⓐ　はい。Bさんのことについてスタッフから聞いているのは、同じことを何度も聞いてきて、メモをしているにもかかわらず、どこにメモをしたのかも覚えていないそうです。仕事を覚えようとする気がないわけではないのだけれど、覚えられないみたいですし、同時進行することができ

なくて、何かをするとその前のことを忘れてしまう。危なくてしょうがないということです。だから仕事を任せられません。それどころか、いつもフォローに入っている看護師が、危ないことが起こっていないかを気にしなければならなくて、結果、2人分の仕事をしなければならないと言っています。私もチームメンバーとしてフォローに入ることがあるんですが、同じ状況です

C それは困ったわね

A そうなんです。もう入職して半年。そもそも育成プランでは、4カ月目から夜勤トレーニング、5〜6カ月目で独り立ちです。こんな状況ではプラン通りには進みません。もちろん新人個別の特徴でプランを変更していいことはわかっています。でも、どうもBさん自身が、ほかの新人に比べて自分は仕事ができないから夜勤に入れないということに悩んでいるみたいなんです。実地指導者の看護師からそんな相談も受けていて……。新人は仕事が覚えられなくて悩んでいるし、実地指導者はそのことを相談されてアドバイスに悩んでいるし、日々フォローしている中堅たちも負担が大きくて疲れているし、私もどうしたらよいか……

C そうね。見ていてよくわかります

新人看護職の成長進度はそれぞれ異なります。5〜6カ月で独り立ちできる人もいれば、1年、2年、3年かかる人もいます。それは多くの看護職が知っていることです。しかし、独り立ちに時間がかかる新人を支え続ける看護職たちが感じる負担は大きく、リーダーは「新人」「指導者」「中堅」のそれぞれをどのように支えたらよいかと悩むことが多いようです。

A このままでは、皆倒れてしまいます

C そうね。そう思ってしまいますよね

A どうしたらよいか、もうわからないんです

C 皆で半年間、よく新人のBさんを支えてきましたよね。大きなアクシデ

ントで患者さんに大変な不利益が起こっていないのも、皆がBさんの行動をずっと確認しながら進めてきたからだし、だからこそ患者さんの安全が守られてきたということを、私もわかっています。いつも何かを忘れていたり、ミスをしたりしているのを、皆で見つけて患者さんに影響しないように何とかしてきたものね

A Bさん、看護師は無理なんじゃないでしょうか

C Bさんに看護師は無理だと思う?

A どこか注意力が散漫というか、確認ができないっていうか、もちろんBさん自身はそのことを自覚して何とかしようと思っているんですよ。でも忘れてしまったり、間違えたりしている

C そうなのね

A Bさん自身もどうしたらよいかわからなくなっています

C そうでしょうね

A ……Bさんができる業務を考えて、病棟以外のところに配置することはできないものでしょうか

C Bさんが異動することが、Aさんのチームリーダーとしての結論なのですね

A だって、もう限界ですよ。皆が疲れています

● 新人の異動を話し合うのではなく、 リーダーとしてのスタイルをともに考える面談に

A看護師はチーム全体が疲弊している状況を打開したいと思い、師長に相談しました。しかし、そこで話しながらA看護師が提案した解決策は、B看護師の異動でした。C師長もチームの負担を考えるとそうしたほうがよいのではないかと思いつつも、その判断をするのは管理者の役割であると考えています。むしろ今この面談で重要なのは、A看護師が何を大事にしてこれからどうするのか、チームリーダーとしてのリーダースタイルを考えることであると考え直しました。

A 何とかなりませんか？ 師長！

C まあ、Bさんの異動は管理者が考えることですから、Aさんの意見は提案として聞いておきます。私が気になっているのは、Aさん自身が、それが最善だと思っているかどうかです

A Bさんを異動させるのではなく、育てる方向で考えるということですよね

C Aさんが考える異動以外の選択肢は、育てるということなのですね

A そうですね。それ以外にはないですよね

C そうなんですね。ではAさん、「育てる」ということをどう考えていますか？

A え？ 「育てる」は「育てる」ですよ。とにかく独り立ちできるように、いろんなことができるようになってもらわないとスタッフが疲弊しますから

C そうですよね。でも、Aさんもさっき言っていましたが、新人はそれぞれの特徴で育成プランを変更してよいのでしょう？

A まあ、それはそうですけど。Bさんがほかの新人と比べて落ち込むみたいで……

C プランを変更してもよいことはわかっていても、Bさんが落ち込むことが気になるのね

A そうなんです。Bさんは成長したいって思っているんです！ だから、そんな気持ちを大切にしたいです。でも、同期と比べるから、そのことを何とかしてあげたいと思ってしまうんです

C Bさんが「同期と比べて自分はできていない」と思っていることに対して、Aさんはどうしたいの？

A だから、異動して……。そう……、それで異動と考えていました

C 確かにBさんが異動すれば、同期の看護師と比べなくてすむわね

A そういうことですね

C Aさん、何か気づいたことがありそうですね

Ⓐ はい……私、つらいことから逃がしてあげなくちゃ、と思っていました。私が考えた解決方法は困難な状況から、Ｂさんを逃がしてあげることですね

Ⓒ そう思いたくなりますね

Ⓐ 仕事を覚えるときにも、ほかの人と比べたりして、つらい思いをしますよね

Ⓒ そうですね。そういうことを体験しながら学ぶのでしょうね

○ 新人を思いやっての行為が、自分自身の不安を軽減する手段とすり替わることが起こり得る

人材育成に取り組むとき、厳しくするのではなく、楽しく前向きに学んでほしいと思っている看護職は多いように思います。また、メンタルケアに敏感になっている状況から、つらく苦しい状況があると、本人がどうしたいかの意思決定をする前に、心理的負担を軽減させようと、学ぶ機会を選択させていないこともあるようです。相手を思いやることが自分の不安を軽減させる手段にすり替わっていることには、なかなか気づかないものです。しかし、そんな複雑な状況が臨床には起こり得ます。

Ⓐ 何とかしなくちゃと思っていたのは、よくないことでしょうか？

Ⓒ Ａさんは悪くないです。でも新人とはいえ、つらい状況で学ぶことを選択していく可能性があることを忘れないようにしたいですね。そういう覚悟で看護師になっている人は多いのではないかしら？

Ⓐ でも、覚悟ができていない可能性もありますよね

Ⓒ そうですね。そういうときにその新人が学ばなければならないことは、また違うことなのでしょうね

Ⓐ そうですか。でも、実地指導者と中堅スタッフの負担はどうしましょうか

Ⓒ う〜ん。そこも、皆と話してみなければわからないですね。「大変」と

言っている看護師たちは、これからどうしたいと思っているのでしょうか。そこも聞いてみなければね

A 私のように気づくことがあるでしょうか

C そうですね。Aさんがリーダーとして皆の話を聞いてみてくれるかしら?

A はい! 師長のように話を聞けるかわかりませんが、聞いてみたいと思います

　A看護師はC師長との面談で自分がどういう気持ちで新人を見ていたのかに気づきました。大事にしたいことを考えてみると、それが自分自身の行動に影響していることや、自分が学ぶべきことに気づきます。人材育成をしながらともに学べることは、新人が学んでいる看護技術ではなく、他者と関わることによって、自分がどのように生きていくのか、何を大事にしていくのかということなのかもしれません。

　新人看護職を思いやるあまり、「つらい経験を通して学ぶ」という機会を奪っていませんか?

11.　子育て時間短縮勤務中の看護職への面談

　前項では、なかなか成長しない新人に悩んでいるチームリーダーの看護職に対するキャリア面談の場面を紹介しました。チームリーダーが悩みながら考えていた対処からカウンセリングを進めていくと、新人看護職につらい思いをさせたくない、困難から逃がしてあげたいと思っている自分に気づきました。また、相手を大事にし、おもんぱかっていたはずが、実はその意向に思いを寄せられていなかったことを師長と確認し合いました。

　さて今回は、産休・育休からの復帰後に、育児のため時間短縮勤務をしている看護職に対する面談の場面を紹介します。

「育休から復帰したスタッフ。6カ月たつのにミスはあるし、いきいきと働けていない」

　7年目の中堅看護職のA看護師は、昨年に育児休業を終了して現場に復帰しました。現在は2歳の子どもを保育園に預けて時間短縮勤務中です。子どもの延長保育料のことを考慮して普段は17時に迎えに行けるようにしています。しかし勤務終了が16時となると、どうしてもリーダーやほかのメンバーに仕事を残すこととなり、申し訳なさやひけ目を感じながら仕事をしている状況でした。

　そんなA看護師を見て、B師長も少し心配になっています。A看護師は産休・育休に入る前は、ちょうど病棟でリーダー業務にチャレンジする時期で、これから看護職としての学びをさらに深めていけるとB師長も期待をしていました。そんな矢先の妊娠で、本人も子どもができて嬉しい反面、看護職としてのキャリアが分断されたような思いになりました。休業に入る前にB師長はA看護師と面談をして、子育てはその後の看護にプラスに影響する大きな経験になることを話しました。そしてA看護師は前向きな気持ちで休業に入り、B師長はA看護師には職場復帰した後に、少しずつ仕事と子育ての両立をしていってほしいと思っていました。

　しかしA看護師が職場に復帰して6カ月、B師長は最近のA看護師の様子を見てハラハラしていました。小さなミスを連発し、アセスメントが不十分で患者の病状が悪化するような場面もありました。そこでB師長はA看護師と話をしてみようと思い、声をかけました。

Ａ … A看護師　　Ｂ … B師長

Ｂ Aさん、忙しいのに時間を確保してくれてありがとうございます

Ａ 大丈夫です。リーダーから今日は受け持ちをしないでフリー業務を15時までと言われて、B師長との面談の件もうかがっていましたから。ところで何の面談ですか？

Ｂ 何というわけではないのですけど、育休後6カ月を過ぎたから、何か子育てとの両立で困っていることなどないか、聞いてみようと思ったのです

Ａ ありがとうございます！　でも、育休後のフォロー面談は3カ月で終了でしたよね。何か気になることがありましたか？　私、みんなに迷惑をかけているから……

● 定期的な面談が職場復帰後の支えになる看護職も

　A看護師とB師長の病棟では、長期休業後の職場復帰や中途採用のスタッフにはフォロー面談を実施しています。フォロー面談は1カ月目と3カ月目に実施し、困っていることがないかなどを聞きながら支援を進めています。全員が困っているわけではなく、すぐに適応する看護職がほとんどですが、面談する場の確保が支えになって頑張れるという看護職もいます。そのような意味では6カ月目に面談をするのはイレギュラーです。A看護師はまわりの看護職たちに助けられつつ勤務を継続しているため、面談したいと伝えられると、何か心配でたまらなくなりました。

B あらあら、Aさんはみんなに迷惑をかけながら仕事をしていると思っているのね

A そうですよ。16時に退勤するには、17時に夜勤の看護師が来るまでの1時間の仕事を、誰かにお願いしなければならないですから。何も処置やケアがなくても負担はありますよね

B そうなのですね。そう思いながら仕事をしていると気持ちも重たいでしょう

A はい。でも、みんなに助けてもらいながらでも仕事を続けると決めたので仕方がありません。私は今、そういう時期ですし……。以前の面談でB師長にもそのようにお話しいただいて、そこは割り切ろうと思っています

B そうですね。まわりの看護師たちは何か迷惑そうな感じがある？　そういうことがあったら、すぐに知らせてくださいね。私の勤務の組み方で解決される場合もありますからね

A ありがとうございます。今のところそれは大丈夫です。復帰直後は迷惑……というより戸惑っている感じがありました。今は慣れたみたいで、とてもよく協力してくれます

B それはよかったです。でも、はじめは戸惑っている感じだったの？

A はい。育休明けで私が時短で早く帰ることに、みんなが慣れてないというか……。私が「子どもを迎えに行くから」と話すと、「あ〜、そうだった〜」などと言って笑う感じです。私も笑っちゃうんですけど

B そう。それはどういう意味で笑っているの？

A うまく言えないのですが、私に子どもがいることにまだ慣れていないというか、バリバリ働くイメージなのでしょうか（笑）

B そういうことね！　Aさんに子どもがいるってことを、みんなが忘れるくらい、Aさんが働いているってことかしら

A そういうことでしょうか。うちの子はあまり熱も出さないですね。復帰前はもっとお休みしなければいけないかと思って覚悟していたのです

けれど……。私と一緒で健康が取り柄みたいです。夜泣きもないですし、
保育園も早い時期に預け始めたせいか泣かないですしね

B そう、よかったじゃない。子どもの個性もいろいろなのね

A そうですね。助かります

　仕事に大きく影響する子どもの体調は、子育て中の看護職にとって、心配の種
の一つです。自分の体調は何とかコントロールできても、子どもの体調は予測が
つきません。そういうことで苦しい思いをしている育児中の看護職は多いようで
す。

A それで、私はこのまま続ける感じで大丈夫でしょうか。B師長から見て
何か感じることがあれば、教えていただきたいのですが……

B そうですね。では私が気になっていることがあるので、そのことを話し
てもよいですか?

A はい。お願いします

B 私が気になっているのは、小さなミスが多いことです。自分でも自覚し
ていると思うけど……。どうかしら?

A そうですね。最近、ミスが多いです。思い込みか、確認不足でしょうか

B それから、アセスメントが不十分で見過ごしていることもありますね。
これはこの前のインシデントレポートにも記入されていたかな?

A はい。この前、ちょっと尿量が少ないかな?　と思った患者さんです。
でも医師の指示ではギリギリ処置はしないことになっていたので、何も
しないで様子を見ていたんです。そうしたら、あっという間に状態が悪
化してしまって……。対応が遅くなりました

B そうね。でも、そこで患者さんの状態を把握していたら、これは悪化の
兆候だなってわかったんじゃないかな?　Aさんもアセスメント不足っ
てレポートにも書いていましたが、私もそう思います

A そうです。だから勉強しなきゃ、と思うのですけど、勉強する暇がない

んです。仕事中はできないし、帰ったら子どもの世話があるし……。ミスが多いのも、何か自分でも疲れているのかなって

B　そうか、疲れてきているのですね

A　両立って本当に難しいです。自分は仕事と子育てを両立できている気がしません

　看護の職場では多様な働き方が推奨されており、子育て中であっても、介護をしていても、治療中でも両立できるように働き方を工夫することが考えられています。勤務の組み方や働く時間を調整するなど、何かと両立して働かなければならない看護職がなるべく働きやすく、働き続けるためにはどうしたらよいかを模索している管理者も多いです。

A　B師長がとても気を遣ってくださっているのもわかりますし、まわりのみんなも、いろいろと配慮をしてくれます。私が帰ると言っても嫌な顔をする人はいないです。私が新人の頃の育児中のお母さん看護師は、帰らなければならないときに、まわりに嫌な顔をされたりしてとても働きづらそうでした。それが理由で辞めた人も多かったように思います。でも私は、みんなの協力で働き続けることができています。そういう意味では辞められないともいえます

B　え？ "辞められない" って？ "辞めたい" のに、ということですか？

A　……両立しようと頑張って疲れてしまって、楽になりたいと思うときがあります。辞めますと言えたらどんなに楽かと思うんです

B　そう。でも、それはAさんにとってどういうことなの？

A　仕事も子育てもできることはありがたいことです。だから、ありがたいと思わなければならないんだと思っています

B　そういうふうに思うのですね。両立するって難しいことですよね

A　本当です。でも自分で両立したいと思って仕事も子育てもしているのだから、何とかしなければ！

B そうですね。息切れしてしまいそうになったら早めにSOSを出してください ね。何とでもなるから。頑張りすぎないように、休暇を取ることや 勤務時間は調整できますからね

A ありがとうございます。こうしてB師長と話しているうちに、私ってそ んなふうに思っていたんだなぁと気づきました。頑張り過ぎていたのか もしれないです。でも、それで疲れてミスをしていたら意味がないです よね。両立をどうやって実現させるのかを、もう少し考えてみます

○ 働く環境が整った先には、働く姿勢や看護への向き合い方が焦点化される

　昨今、働きやすい職場づくり、ワークライフバランスを目指す職場は多くなり ました。就業規則を変更し、職場の風土改善に取り組み、そして短時間でもいい から働き続けられるようにという配慮がなされています。しかし、働き方は環境 整備に限らず、ワークライフバランスを実現しようとする看護職の価値観や行 動、思考のパターンなど、さまざまなことに大きく影響されるのです。これまで 課題とされてきた働く環境が整備されたその先には、看護職個々の働く姿勢や看 護に対する向き合い方に焦点化される可能性もあります。

　自分はなぜこの職場で働きたいのか、看護職として働き続けたい気持ちと向き 合う機会をもたせる必要がありそうですね。

仕事と育児の両立を支援するには、「看護職として働き続け たい気持ち」と向き合う機会を設けよう

12. 医師に怒鳴られた経験を キャリアの視点に転換する面談

　前項では育休復帰後、子育て中で時間短縮勤務をしている看護職に対する面談場面を紹介しました。時間短縮勤務のため同僚に遠慮しながら働いていたその看護職は、勉強もなかなかできていない状況でミスをしがちでした。しかしワークライフバランスを実現しようとする看護職としての価値観や行動、思考のパターンなど、個々の働く姿勢や看護に対する向き合い方の重要性が感じられました。

　さて、今回は救命の現場で医師から怒鳴られて憤慨している看護職への面談場面を紹介します。

> 「『何もできないならどけ！』と救命の場面で医師に怒鳴られ頭にきました」

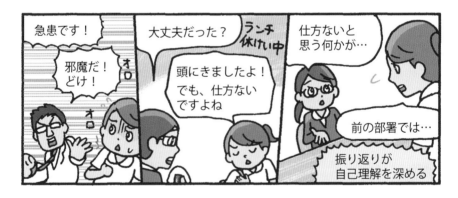

　A看護師は救命救急センターに異動して2カ月目の看護職です。新卒で入職して消化器内科病棟を5年経験した後に異動になりました。病棟ではリーダーシップを発揮していましたが、救命救急センターでは新人です。臨床経験を上手に発揮できるまでには至っていない状況でした。

　ある日、交通事故で運ばれてきた患者の救命場面に遭遇しました。A看護師は何とか自分も現場で役に立ちたいと患者に関わろうとします。すると、医師から

「邪魔だからどけ！」「まだ何もできないだろう！」と怒鳴られてしまいました。これまで医師に怒鳴られたことなどなかったA看護師は、びっくりすると同時に憤慨しました。しかし、その場を離れるしかなく、自分よりも年若い先輩看護師に肩をポンとたたかれ、「少し離れたところで見ていましょう」と慰められて情けない気持ちになりました。

　そんな様子を見ていたB師長は、このあとA看護師がどのような反応をするのか心配していました。A看護師は救命では新人でも、5年の臨床経験があります。プライドをもって働いていることは容易に想像できました。そこでお昼の休憩時間に声をかけることにしました。

A … A看護師　　B … B師長

B Aさん、休憩ですか？

A はい。師長もですか？

B そうね。ちょうどお昼ご飯を食べようと思っていたのよ。一緒に面談室で食べない？

A はい。私も今日はお弁当を持ってきているので、面談室に行きます！

　B師長は救命の現場で時間内に面談時間が取れないときは、面談室を予約して気になるスタッフとランチョン面談をしていました。今日は医師の言動に傷ついたであろうA看護師を何とかフォローできればと思っています。

A 師長、さっきの先生とのやりとりを見ていたから、私をランチに誘ってくれたんですね

B そうね。大丈夫？

A もう！　頭にきましたよ！　あんな言い方しなくったっていいじゃないですか！

B ほんとね！　あの先生はいつもそうやって看護師を傷つけるのよ

A そうですか。やっぱり

B 特に新卒で配属された看護師が怒鳴られたときなんてフォローが大変なのよ

A そうですよね〜。私はまだ経験があるから「何よ！」って思うけど、新人にはつらいですよね

B そうなのよ。「もう少し気を遣って話してくれませんか？」ってお願いしているんだけど、なかなかね。ハラスメント委員会に相談しようかと思ったこともあるけれど、普段は穏やかに話ができるし、うちの病院にも医師が次々に来てくれるわけでもないから……。それに、ああいう緊急の状況での大声は、ハラスメントとして扱うことではないような気もしていてね

A そうですよね。救命の現場じゃ難しいですよね

B そう思う？

A はい、それは何となく。医師も患者を助けるのに必死なわけだから、看護師に気を遣ってはいられないですよ。そんなことをしていたら治療に集中できませんよね

B そうですよね……。そういうのって新人にはわからないじゃない？　だから過去に何人か適応障害という診断でほかの病棟に異動したりしたのよ。何とかならないかしらって思うんだけどね。あなたは大丈夫？　ほら、さっき怒鳴られていたじゃない

A 頭にきましたよ〜。私、こう見えても前の病棟では医師に怒鳴られたこともないし、どちらかといえば頼りにされていたんですよ。それなのに……

B そうなのね。私はＡさんが傷ついたのではないかと思って心配していたんですよ

A 傷つきましたけど、こうして師長と話していたら、怒りもどこかに行っちゃいました（笑）

B そう言ってくれて本当によかった。ありがとう！

A そんな、師長にお礼を言われるようなことではないですよ

◎ 経験にもとづく自己肯定感がつらい体験から自身を守ってくれる

師長が心配していたのは、医師に怒鳴られて A 看護師のプライドが傷つき、そ
れが仕事に影響するのではないかということでした。気持ちが不安定になってい
ると、特に治療にスピード感がある救命の現場では、ミスにもつながりやすく悪
循環になります。そのため師長はなるべく A 看護師の様子を見守りながらフォ
ローすることを心がけていました。この面談では話をしながら A 看護師の表情が
明るくなっていくのがわかりました。A 看護師の過去の経験に支えられている自
己肯定感が、衝撃から守ってくれたのです。

B あなたは強い心を持っているわね！

A そうですか？　でも、やっぱり傷つきますよ

B それはそうだとわかっていますよ。でもこの救命の現場では、医師に怒
鳴られて傷ついて、職場に来られなくなる看護師もいるんですよ

A そうですよね

B あなたはすごいわよ。どうしたらみんながそんな看護師になれるかしら

A そうでしょうか。でも、こんなふうに思えるのは、前の病棟での経験か
らかもしれません

B それはどういう経験？

A う〜ん。何というか、医師との信頼関係を築いた経験があるからでしょ
うか

B どういうこと？　もう少し話してくれる？

A そうですね……。消化器内科の病棟では難病の患者さんもいましたし、
がん告知を受ける患者さんもいました。そういうときは医師と看護師が
協力して、患者さんを一緒に支えなくてはいけないですよね。だからお
互いにどういう気持ちで患者さんを気にかけているかがわかっていたよ

うに思います

B 気持ちがわかるの？

A う〜ん。もちろん専門職同士だから看護師は看護方針を考えますし、医師は医師なりのプランがあったうえで関わります。でも、そこは何というか、あうんの呼吸があって……。それは方針だからとかプランだからということではなくて、関わろうとしている看護師も医師も、その患者さんに対してどんな思いを持っているかに関心が高い感じというか……。つまり同じ方向を見て、お互いに役割を意識しながら情報提供し合って関わっていく……。これはすごく重要な気がします

B なるほど。役割を越えたチームという感じかしら

A そうです！　だから、さっきの件も、医師が怒鳴ったこと自体は、私に対する批判ではないってわかるんですよね

◎「振り返り」をすることで自己理解が深まり、将来のキャリアを考えることができる

　看護職は医療現場のチームの中で、多様な価値観をもつ多職種と協働しています。そこでは、人間同士ですからさまざまなことが起こり、感情も交差します。しかしA看護師のように、憤慨したあとでも振り返りをしながら、チームで働く現場で大事にしたいことに気づくことができれば、そのことがさらに現場のチームづくりに還元されそうです。

A 何だか違う話になってきました。私のことを慰めてくれようと思っていたんですよね……

B 慰めるかどうかは、話をしてみないとわからないでしょう？　でも、Aさんはそんな状況ではなかったみたいですね。だから、それはどうしてか、そこには何があるのか、私が聞いてみたくなったんです

A そうでしたか。でも、こうして師長と話しているうちに、前の病棟での経験が私を支えていたんだということを、あらためて知った感じです

B そうですね。看護師にとって経験は宝物ですよね。自分を支えてくれるし、何より経験が自分の未来のキャリアをつくってくれますよね

A 経験が未来のキャリアをつくる？　どういうことですか？

B あらＡさん、看護部のキャリアデザイン研修に参加したことはないの？

A そういう研修があったような記憶もありますが、勤務の都合で参加していなかったのかもしれません

B そうだったのね。次の研修のときには最優先で参加してもらえるように、勤務調整しますね

A それで……、経験が未来のキャリアをつくるとはどういうことか教えてください！

B ええ。過去の経験の積み重ねがキャリアだから、キャリア自体は過去のことですよね。でも、その経験の中に自分が大事にしたいことや、進みたい方向性を知るヒントが隠されているんです。つまり、経験を語ることは自分を知るということなんですよ。自分の好きなことや進みたい方向性、大事なことを自分自身がわかること、これが自己理解です。自己理解ができれば、その先にどんなキャリアを歩もうかと考えられるようになるでしょう？

A なるほど。ちなみに今日私が話したことは……？

B そうね、自分が大事にしたいことに気づいたのではないですか？

A えっ？　……チームで働いているときは多職種が同じ方向を見ていることとか、患者さんに対する向き合い方を多職種で互いにわかり合えている感じが大事ということでしょうか

B それがＡさんが考えるチーム医療のあり方なのよね。そこに支えられて、色々なことがありながらもキャリアを歩んでいる感じですよね

A そうですね。だから今日は怒鳴られても、こんなふうに師長と話をするだけで立ち直れたのかもしれません

B では、午後はあの先生とまた顔を合わせることになるけれど、どうしましょうか

Ⓐ そうですよね。まあ、だからといって何も変わらないかな？　と思います。何事もなかったかのように仕事をするだけです

Ⓑ そうね。その先生との関係は今後のどのように考えますか？

Ⓐ う〜ん。そのうちに私もだんだんと仕事に慣れていくでしょうし、チームにも入れるようになると思うので、普通に話せるようになったら、自分の体験を踏まえて問題提起します。そのときには一緒に患者さんを支えるチームづくりのために話し合いたいですね

Ⓑ そう！　いいわね。あなたのキャリアの方向性が見えてきているわね。きっとそのあとの道も自然と開けそうですね

Ⓐ え？　どんな道ですか？

Ⓑ それはあなたにしかわからないんですよ！　見えてきたときに、また一緒に考えましょう

　A看護師のチーム医療に対する思いは、今後のキャリアにつながりそうな予感がしますね。未来は誰にもわかりませんが、自分が大事にしたいことを意識しながら日々を過ごすことで、学びとキャリアの可能性が開けていくのです。

つらい気持ちに同調するだけでは不快感が増すだけ。出来事を振り返り、「大事にしたいこと」「進みたい方向」を考えるきっかけにしよう

13. 勤務時間前から仕事をする 看護職のキャリアをひもとく

　前項の話題は、救急治療の現場で医師から怒鳴られて憤慨している看護職への面談でした。パワハラと訴えたくなるような状況から、医師との協働や自分の経験が医師に対する理解につながっていること、医療職として多職種と働いていくことについて考える面談になりました。つらい気持ちに同調するだけでは不快感だけが増大していきます。その出来事が看護職にとってどのような経験になるのかは関わり方次第になるのかもしれません。

　さて今回は、勤務時間前に常識外に早く出勤する看護職に対する面談場面を紹介します。

> **「毎朝、始業 1 時間以上前に出勤するスタッフ。 なぜ？　何をやっているの？」**

　A 師長が勤務する病棟では、今年から働き方改革として労働安全を遵守するためのルール作りに取り組んでいます。中でも時間外勤務の削減は喫緊の課題です。勤務時間終了後の時間外勤務は、引き継ぎの効率化などの業務整理で何とか削減傾向にあります。しかし、勤務時間前の早朝勤務の課題が残っており、A 師長は以前から始業 1 時間以上前に出勤する何人かの看護職のことが気になっていました。病棟全体で労働安全の取り組みを推進していくうえで勤務時間前の出勤を何とかしたいという思いもあります。そこで特に勤務時間前の出勤が常態化している B 看護師の話を聞いてみることにしました。

　A 師長にとっては改善のための情報収集という意味が強いものでしたが、意識改革のためのカウンセリングになればとも思いながら、面談に臨みました。

　A … A 師長　　**B** … B 看護師

　A B さん。今日は予告通り、勤務時間前の時間外勤務について話を聞かせ

てくださいね

B はい。よろしくお願いします。何から話せばいいでしょうか

A ではまず、Bさんが勤務時間前に来て何をしているのか教えてください

B そうですね、患者さんの情報収集をしています

A そうね、いつもパソコンの前に座っていますよね

B はい。前日に勤務していればまだいいのですが、休日明けの出勤だと大変です。その日に担当する患者さんがどのように変化しているかがわからないので把握しておかなければなりません

A 休み明けは情報量が多くなるから大変ですね

B そうです

A なるほど。勤務時間前に来て患者さんを知ろうとすることは、Bさんが真摯に仕事に向き合う姿の表れですね。私はいつも感心していますよ。患者情報を把握するのは大変ですよね。でも、それを把握しておくことは、Bさんにとってどんな意味があるのかしら？

B 患者さんのケアをするときには状況を把握しておかないと。何があるかわからないですよ

A 何があるか……。事前に把握しておいてよかったと思った経験があるのですか？

B えーっと。これといった経験があるわけではないですが、たとえば患者さんに信頼してもらうためには、まず患者さんのことを把握しなければならないですよね。自分のことをまったく理解していない看護師にケアしてもらうとなったら、患者さんは不安になると思います

A それはそうね。病名もわかっていないような看護師にケアされていると考えると、薬などを間違えないか心配になりますね

B そうです！

　看護とは24時間を連続して交代しながら患者のケアをし続ける仕事です。看護職が交代したとしても、自分の状態でわかっていてもらわなければ困ることがた

138

くさんあると考えている患者も多いように思います。看護職が交代する際に、患者が同じ説明を行うようなことがあれば「ここの看護師の申し送りや業務管理はどうなっているんだ！」と思うことでしょう。看護職がわかってくれているという前提で、患者はケアや処置を任せられる。それが安心して治療ができる環境になるのです。

🅰 患者さんを把握するという面で、最近、患者さんに何かフィードバックをもらったことがありますか？

🅱 昨日のことなんですけど……。前日に入院した患者さんが、つまり昨日は手術当日だったんですね。看護師としては、もちろん術前の処置はわかっていなければならないですし、そのほかにも入院の理由や入院後の経過、看護記録、医師記録とオーダーも把握しておかないといけないと思うんです。それでひと通りチェックしたあとで患者さんのところに行って、バイタルをとったら血圧が少し高めだったので、「緊張していますよね」と話しかけたんです。その患者さんが今まで手術を受けたくなくて、何回か医師の提案を断ってきた経緯を知っていましたから。そういうことを知っているだけで、患者さんにかける言葉も変わりますよね。それを大事にしたいなって思うんです

🅰 患者さんはどんな反応をしていたの？

🅱 私が「緊張していますよね」と話しかけたら、「そうなんだよ。とうとう手術しなければならなくなったよ」っておっしゃいました。でも私はその言葉の意味がすぐにわかったので「3回も手術を断ったのですものね」と言ったら、「そうなんだよ！　それで今回こそは手術しないとと覚悟したんだ。でも緊張するよ」と話されました。そのときの患者さんの表情は、私の言葉にほっとしたような晴れやかになったような、そんな顔でした。こういう顔は信頼関係の表れだと思うんですよね

🅰 そうなのですね。それは患者さんにとって、安心できる体験になりましたね

B　そうだと思います

A　信頼関係は大事にしたいですよね

B　こういう感じがないと私、看護をしている実感がわかないんです。流れ作業のようになってしまう。患者さんがどんな気持ちで治療を受けているかとか、何か心配事はないかとか、そういう話を聞く時間がなかなかないんですよね。日勤は時間ごとにやらなければならないことがたくさんあって……。だから、あるだけの情報を得たいと思うんです。そこから想像できることもありますし、そういう切り口から患者さんとのコミュニケーションも効率的にとれるんです

A　そうなのね。Bさんは、いつ頃からそんなふうに思って仕事するようになったの？　何かきっかけはありますか？

B　そうですね、いつからこんなふうに考えるようになったか……。学生の頃には効率よくコミュニケーションをとるってことは考えたこともなかったし、現場に出てからですよね。そうか！　A師長もご存じかと思いますが、私、看護大学に入学する前に社会人経験があるんです。営業職として3年間。こんな話、興味ありますか？

A　もちろん！　今の働き方に関係があるの？

B　あります。けれど、それがよいかどうかは……

A　いいですよ、気にせず話して

B　そうですか？　前職は保険会社の営業でした。そこではまずお客さんになりそうな会社にアポイントメントを取るんです。まあ、いろいろな人脈で話を進めることもありますが、アポイントメントが取れて、いざ話をしに行くというときには自社の話ばかりをするわけにはいかないんです。この会社に仕事を任せられるかどうかを先方が判断できるように、それこそ信頼関係を築かなくてはならないんですよね。そのために、まずは相手のことをよく知っておく必要があります。相手に「うちの会社に営業に来ているのに、うちのことを何も知らないで売り込みに来たんだな」って思われたら、話も聞いてもらえなくなるわけです。だから通

常は情報収集をしてから行きます。まずは相手の会社のホームページを見ますし、ネット上にその会社に関連するニュース記事があればそれを確認して、知り合いで人脈があればそこから相手の好みや興味関心を聞いたりもします。そういう情報収集をしておけば、相手にお会いしたときに、何も知らないで行くよりも早く、信頼を得るきっかけをつくることができるわけです。時間は限られていますから、なるべく早く本題に入れるように準備をしなければ仕事は進まないですからね

Ⓐ そうですか。Ｂさんの社会人経験を何となくは知っていたけれど、そういうことがあったのですね。私は看護師だけで、営業や医療職以外の世界は経験していないけれど、こうして聞いてみると、コミュニケーションという意味では似ているというか、経験として重なってきますね

Ⓑ そんなふうに思ってくださって嬉しいです。看護の世界に入って私の社会人経験が活かされているなんて、考えたこともありませんでしたから。むしろ看護学生時代は、その頃のことを忘れなければ看護師になれないとも思いましたし

Ⓐ 十分に活かされています！　看護師はやるべきことが決まっているし、患者さんは処置やケアを受けることが必要であれば、よっぽどのことがない限り看護師を選ぶこともないですよね。ならばコミュニケーション能力の高い看護師のほうがいいですよね。でもＢさんが経験した営業の仕事は厳しい世界だったのですね。だからこそコミュニケーションを大事にできるのですね

Ⓑ 私にとっては結果的にそうなっただけですけど、看護職一筋の人でも、私よりもよっぽどいいコミュニケーションをとる人もいますよね

Ⓐ それはそうですね。さまざまなタイプがいて、信頼関係の築き方もそれぞれ違うのかもしれませんね

Ⓑ そうですね。そうかもしれません

● 改善に向けた足がかりは現状の情報収集から。
   そこから、キャリアにつながる「経験」が見えてくる

　A師長とB看護師の面談での話は、勤務時間前の出勤についてからスタートしました。しかし、B看護師から情報収集に時間を取っている理由を聞いているうちに、話題は看護職になる前の経験までさかのぼり、看護と離れた世界のコミュニケーションについての話で盛り上がってきました。この話の中から師長は、B看護師自身の看護に対する姿勢や思いの強さを知ることができました。看護職の中には、その真面目さと思いの強さから自分の時間を使ってでも看護の勉強や仕事の準備をしたいと思っている人もいます。しかし、そのような働き方は組織のルールにそぐわなければ、自己中心的で周りの状況が理解できていないと思われてしまうこともあります。A師長はそのような誤解を生じさせないためにも、集団や社会的ルールを理解してもらうためにどうしたらよいかを考えながら話を聞いていました。

A Bさん、あなたの看護に対する思いがとてもよくわかりました。流れ作業のようにケアや処置をするのではなく、患者さんの思いを把握したうえでコミュニケーションをとるために、情報収集する時間を大事にしているのですね

B そうです。でも最近、この病院でも働き方改革ということで、時間外勤務を減らす取り組みをしていることはわかっています。だから、どうしたら時間外勤務をせずに、やりたいことにも取り組めるのかを考えなければならないですよね

A そうね、わかっているのですよね

B はい。何かいい方法はないでしょうか

A 本当ね。患者さんのそばに行って話をする時間がほしいわよね

B それができれば問題は解決すると思います

A でも事前に患者さんについてわかっていることが大事なのでしょうか？

B そうですね……。わかっていたほうが信頼されるような気がします

Ⓐ そうではない場合もあるのではないかしら？

Ⓑ そうではない場合ですか？　それは、わかっていないからこそのメリットということですか？

Ⓐ そういう考え方ですね

Ⓑ わかっていないからこそのメリット……。難しいですね。看護師にとって情報収集はとても重要な仕事だと感じます

Ⓐ どういう部分でそれを感じるのかしら？

Ⓑ 先ほど話したような、つまり患者さんの思いを推し量るような場合だけではなく、安全上、知っておかなければならないことも多くありますよね

Ⓐ そうね。でも、継続的に実施すべきことはワークシートにリスト化されますし、臨時のオーダーは状況の変化があるときに確認することができれば間に合いませんか？

Ⓑ そうですね。でも、その臨時のオーダーの可能性を事前にわかっておきたい感じがします。何かあってからでは遅いような感じがして……

Ⓐ その"事前にわかっておきたい感じ"とは何でしょうね

Ⓑ う〜ん。たとえば患者さんに痛みが出現する可能性がある場合は、その対応について事前にわかっておいたほうが、私自身も安心できるというか……。患者さんが痛みを訴えたときにはすぐに「大丈夫ですよ、痛み止めの指示が出ていますから、すぐに準備しますね」と言えますよね。でも、わかっていなければ、あいまいに対応することになってしまいます。結果、患者さんに不安を与えることになります

Ⓐ そうですか、患者さんの不安に対するケアにつながっているのですね

Ⓑ はい。話しながらそうかなって思えてきました。心理的に不安定になっている可能性があることを事前にわかっていることで、私自身も落ち着いて対応できますし、患者さんもご自分についてわかっている看護師には安心するように思います

Ⓐ では、情報収集を効率的にするために、すべてを読み込まなくてもいい

方法が見つかればいいのですね

Ｂ　そうですね、完璧にわかる必要はないと思います。そう言われてみると、私が情報収集をするときには、どこにどんな情報があって何とつながっているかがわからないから、すべてを見ておかなければ……という気持ちになることもあったように思います

Ａ　では、何がわかればよいのでしょうか

Ｂ　えーっと。患者さんには看護師にわかっていてほしいと思っていることがあるのだと思います。でもそれが何なのかをあまり考えたことはなくて……。何がわかっていれば満足できるのでしょうか？

Ａ　Ｂさんは今、患者さんの満足感を考えているみたいですね

Ｂ　そうかもしれません。満足感って大事ですよね

Ａ　Ｂさんにとって、患者さんの満足感が看護をするときのキーワードになりそうですね

Ｂ　はい。確かにコミュニケーションをとっていて、信頼関係が患者さんの満足度を上げていると感じることがあります。信頼関係と満足感のどちらが先かはわかりませんが

Ａ　そうなのですね。では、看護師にとって患者さんの満足感は大事なのかしら？

Ｂ　私は今、こうして話しながら一人の患者さんを思い出していました

Ａ　何か、関係ありそうな経験なのですね？

Ｂ　そうだと思います

　看護職が大事にしたいと思うことやこだわりたいことは、看護学生時代の理論学習ではなく、経験によって学習されていることが多いように思います。患者さんとの出会いとその関わりの中で体験したことから無意識に学習していることもあれば、意図的な振り返りをしながら看護観を深めていく場合もあります。いずれにしても看護職にとって経験に支えられる看護観は、日々の仕事の場面で現れてくるものです。

B 私がまだ1年目の新人だった頃に受け持った患者さんのことです。その方は脳梗塞で右片麻痺でした。右片麻痺のために言語障害があったのでコミュニケーションがとても難しかった印象が残っています。そして自分の気持ちが上手に言葉で伝えられないので、いつもイライラされていました。不機嫌な人に関わるのが私はとても苦手なんです。怖い感じというか、その不機嫌な態度の原因が自分にあるのではないかと思ってしまうみたいで……

A そうだったのですね。そう考えてみると思い当たることもありますね

B そうですよね。あからさまに不機嫌な患者さんを受け持っているときは、私も不安定になっている感じがします。A師長にもわかりますよね

A そうね

B それで、その患者さんを受け持っていたときのことです。どうもその患者さんは頭が痛かったみたいで、一生懸命にそのことを伝えてくれているのに、私は全然わからなくて。先輩に声をかければよかったのでしょうけれど、新人でしたから忙しそうにしている先輩に声をかけることができませんでした。それでイライラされている患者さんに何度も聞き直してしまって。ついに患者さんが怒って、湯飲み茶碗を私に投げつけたんです

A まあ、それは怖い体験でしたね！

B ドラマのワンシーンのようでした。湯飲みを投げつけられるなんて、本当に怖かったです

A それで、どうなったのですか？

B 急いでナースステーションに戻ったら、涙が出てきてしまって……、大泣きしたんですよ。子どもみたいに。今思い出すと恥ずかしいです

A まあ、皆びっくりしたでしょう！

B そうなんです。その前に病室から茶碗の割れる音が聞こえてきたから、余計に驚かせてしまったようで。それで先輩たちが「どうした、どうした」と駆けつけてくれて。そこで説明をしたところ、ある先輩が「あぁ、

あの患者さん、頭が痛いのよ」と教えてくれたんです

Ⓐ あら、何でわかったの?

Ⓑ 実はその患者さんはもともと頭痛持ちだったのですが、そのことが経過記録ではわからなくて……。データベースにはその情報が載っていたんですが、皆が見逃していて、誰も頭痛のことを患者さんに聞いたことなかったんです。それで経過記録には記載がなかったわけですが、その先輩はたまたま夜勤のときにデータベースを見ていたらしくて、「頭が痛くなるとイライラする」というご家族からの情報を見たのだそうです

Ⓐ 入院してから初めて頭痛を訴えたタイミングだったのね

Ⓑ そうなんですよ。巡り合わせが悪いというか。でもそのときに、これからは受け持つ患者さんの記録は隅々までチェックしておいたほうがいいなって思ったんです。もちろん、それまでも新人だった私なりに時間をかけて情報収集はしていたんですけれど

Ⓐ そんな経験があったのですね

Ⓑ はい。でも、こうして話をしていたら、そうか、そのときから私の情報収集の仕方は変わっていないんだということに気づきました

Ⓐ そうか、そうなりますね

Ⓑ もう新人ではないから、もう少し意図的で効率のよい情報収集ができないといけませんね

Ⓐ そんなふうに思いますか?

Ⓑ はい。そうしなければ時間外勤務を減らせません。そのために面談してくださったんですよね

Ⓐ ええ。私も今回、情報収集のやり方は看護師個別の考え方や過去の経験にとても影響されることがわかりました。正解もないですね。しかも入手した情報が多いほど役に立つ可能性は高くなりますしね。知らないより知っていたほうがよいと考えますよね

Ⓑ そうですね。そう考えて私の情報収集の時間は長くなっていったのかもしれません

A　Bさんだけの問題でもないですよね。来年度の看護研究の課題にしても
　　いいくらい

B　いいですね！　皆と自分の情報収集がどんなふうに違うのかも知りたい
　　ですし、成果を出すことのできる最適解があるような気がします

A　病棟会で話してみましょう！

⦿ 時間外勤務などの看護職の日々の働き方には、「大事にしたいもの」が現れている

　B看護師の時間外勤務から、看護職の情報収集に関する看護研究にまで発展した面談でした。時間外勤務の問題は、時間を単純に減らすためのルール作りだけでは看護の質が低下する可能性があることがB看護師の話から見えたような気がします。また、効率化を図るための変革は、スタッフが大事にしていることを否定することなく、より進化させることができたときに初めて働き方改革につながるようです。看護職が大事にしていることのきっかけになった経験が、そこにつながっていることを忘れないようにしたいものです。

スタッフが大事に思っていることを「否定」ではなく「進化」させることが業務の効率化につながる！

14. キャリアカウンセリングのスキルを カンファレンスに活用する

　看護職とは他人の人生に深く関わる大変な仕事です。中には人と関わらないことを選択して日々仕事をこなし、自分を保っている看護職もいます。しかし、看護職が"関わる"ことをしなければ、決められたことを淡々と作業のようにこなす医師のお手伝いになってしまいます。時間に追われるほどにすべきことが多い中でも"関わる"ことを意図的に実践しなければ看護は成立しません。そして"関わる"からこそ看護に対してやりがいを感じ、自分自身がなぜ看護を仕事として選択しているのかを考え、その思いを育てていくことができます。看護の仕事を「やらされている」のではなく、「自己決定によって選択している」ということを話し合うのがキャリア・カウンセリングです。本書を通しそれがみなさんに伝わっていればと願っています。

　さて、今回はどのような看護職のキャリアカウンセリングをしましょうか？

「患者の仕事と治療。どのように支援したらいい？」

A … A 師長　　**B** … B 看護師　　**D** … D 看護師
E … E 看護師　　**F** … F 看護師　　**G** … G 看護師

A Bさん、今日のカンファレンスは何時からかしら？

B 午後1時半からです。今日は緊急入院もなさそうなので、集中してカンファレンスができそうですよ！

A よかった。今日のテーマは何ですか？

B はい。今日は、昨日入院した患者さんの看護方針を話し合おうと思っています

A ああ、Cさんのことですね。まだ30歳代で、乳がんで治療を進めていますよね

B　はい。今日の受け持ちはDさんです。午前中に少し関わってもらってい
　　ますから、情報がもらえると思います

A　わかりました。では午後に

　　昨日入院した30歳代の女性患者は、乳がんのステージⅡb（2.5 cm大のしこ
り、リンパ節転移）が疑われます。これから手術をして診断が確定されます。乳
がんの5年生存率はⅡ期は90％以上です。今の状況からはさまざまな看護の必要
性が想像できますが、A師長の病棟のスタッフたちはどのような反応をするので
しょうか。そして、A師長はカンファレンスの場で面談のスキルを活かすことが
できるでしょうか。

B　さて、時間になりましたからカンファレンスを始めましょう。今日のメ
　　ンバーはA師長も含めて6人、皆さん集まっていますね。ナースコール
　　が鳴りそうな患者さんには顔を出して、落ち着いた時間を過ごせるよう
　　にケアしてきましたか？

D　はい大丈夫です。今日のカンファレンスの議題にもあがっているCさん
　　も落ち着いています

E　排泄のタイミングの人は昼食後に済ませています。1人だけカンファレ
　　ンスの最後のほうにナースコールがあるかもしれないので、途中で様子
　　を見にいってきます

F　その患者さんでしたら、先ほどナースコールがあって補助者さんにお願
　　いしたから大丈夫ですよ

E　そうですか、よかった。では安心してカンファレンスに集中できそうで
　　す

B　では、カンファレンスを始めます。今日は昨日入院したCさんのことを
　　話し合いたいと思います。乳がんの手術でパス適応なので、今後の予定
　　も決まっています。看護計画はまだ立ち上げていませんが、まずはどう
　　いう状況か、今日受け持ちのDさん、話してもらえますか？

D　はい。今日は朝からバイタルサインのチェックで訪室しました。通常通りに血圧と脈拍を測って、今日の予定や検査などの説明をしました。ただ、少し上の空というか、前向きに治療に参加している様子ではないように感じました

B　そうでしたか。何か話しましたか?

D　はい。「何か気になっていることがありますか?」と尋ねたところ、初めは話しにくそうにされていたんですが、もう一度「何でも話してくださいね」と聞いたら、ご自分の仕事の話をされました

E　あっ、Cさんはコーヒーチェーン店のエリアマネジャーをなさっていますよね

D　知っていましたか?

F　そういえばEさんは、高校生の頃にそのコーヒーチェーン店で、アルバイトをしていたって言ってましたよね

E　はい。だからCさんがそこの社員しか持っていないファイルを入院の際に持っていたのが気になって、声をかけたんです

D　そうだったんですね!　話をもとに戻して、Cさんが何を話されたかというと……。働き方改革で、担当しているエリアの業務改善を任されている最中なのだそうです。それで、その改善プランを今週中に作って本社に送らなければいけないそうで……

B　そうでしたか。でも、もう明日には手術ですよね。その後もリンパ節郭清をしたら、パソコンを打つのもやっとという感じじゃないですか?

D　そうですよね。だからCさんも今日中に仕上げたいっておっしゃっていて。どうも今朝はずいぶん早くからパソコンで仕事をしていたみたいなんですよ

E　えっ、手術前に体力を消耗するのは、よくないのではないですか?

F　私もそう思います。あとどれくらいかかりそうですかね。今日中に終わりそうですかね。明日手術なのに、今晩徹夜ということにでもなったら困りますね

D 私もそう思いました。でも午前中はまだ大丈夫かと……。ということで、Cさんは朝はずっとベッド上で、パソコンで仕事をされていました

E・F でも、それがずっと続くのはよくないですね

B う〜ん。困りましたね。医師にはどんなふうに説明されているんでしょうか?

D それが、この話は医師にはしていないみたいです。「仕事は誰かに任せて治療に専念してください」と言われて、言い出せなかったそうで……

B そうでしたか。あら、Gさん。ずっと黙っているけれど、何か考えていることはありますか?

G えっと……。去年、学生の頃の話なのであまり関係がないかもしれませんが、同じようなケースの患者さんを受け持ったことがあって……。その方は胃がんだったのですが、仕事が命という感じで、手術直前まで仕事をされていました

D その患者さんには、どのように関わったのですか?

G ちょっと恥ずかしいのですけれど、結局何もできなかったというか、見守るだけになってしまったというか……

A Gさん、見守ることも大事な看護ですよね。どうして見守ることにしたのか、みんなに話してくれますか?

G はい。去年、勉強したことの中に、病気の治療と仕事の両立をするための支援が大事という話がありました。働き方改革でもそういうことを支援する必要があるとなっているようなんです。体力的なこともちろん大事だけれど、仕事をやめて治療に専念するという考え方だけではなくて、両立できるようにと。でもそれは、「やりたいようにどうぞ」ということではなくて、その患者さんの仕事に対する思いややりがいを踏まえて、どうしたら両立できるかを一緒に考えるということだと聞いたんです

A そうでしたか

B なんとなく、わかる気がします

E そういえば、アセスメントをするときには患者さんの職業について情報収集をするけれど、それを入院中に役立てたことはあまりないかもしれません

F えっ？ 私は時間があるときに、よく患者さんと仕事の話をしますよ。でも、ここまで仕事を持ち込むような患者さんはいなかったかな……

D 午後からどうしましょうか。この後、パスでは1週間で退院となっていますから、その期間と退院後の生活指導になりますよね

B そうですね。どうしたらよいでしょうか？

　看護の仕事が治療のお手伝いだけではないことは、スタッフがよくわかっています。しかし、食事や睡眠、移動動作、清潔ケアなどのパスに記載されている生活ケアについては自信をもってできても、患者の仕事のこととなると、どのように関わったらよいのかわからなくなっているようです。治療と仕事の両立のための支援はキャリアカウンセリングでもあります。

A さあ、ここが看護師の腕の見せどころではないかしら？

B えっ？ 仕事についてどうするかを、医師からCさんに話してもらおうと思っていたのですが……

A あら、Bさん。看護師がなぜ患者さんの職業について情報収集しているか、理解していなかったわけではないでしょう？

B そうですが、どう考えたらいいのでしょうか？

A そうですね。さて、皆さんはどう思いますか？

D 私はCさんが必死になって仕事をしている姿を見て「厳しい世界にいるんだな」と思いました。もちろん看護師だって大変な仕事ですが。でもCさんは「今の会社は男性社会で女性が出世していくのは大変。だけど、ここで諦めるわけにはいかない」と話されていました

E 確かにあの会社の社員は男性ばかりでした

F そうなんですね。世間は厳しいですね

A では、どうしますか？

B Cさんを応援したくなりました

G 学生の頃に受け持ったその患者さんは男性でしたが、同じでした。「仕事をしっかりしないと人生が変わる」とおっしゃっていました

E そうですね。でもどうすればいいのでしょう？

A そうね。ではBさんが言った「応援したい」という気持ちは、私たちにとってどんな意味があるのでしょうか？

B えっ？　応援したい気持ち……。個人的な気持ちのような気もしますが

G 看護学校では、看護過程をヘンダーソンの理論で展開していました。そこに「仕事」という項目があったと思います

F えーっと。ここにヘンダーソンの本があるので見てみましょう

B 何と書いてありますか？

F 「達成感をもたらす仕事をする」という項目ですね。ヘンダーソンはニーズ論だから、ニーズを充足することが看護ということですか？

B お〜、Fさん、すごい。理論派！

F いいえ。ただ覚えていただけですよ。仕事を支援することも看護ですね！

A では、手術前の体力消耗についてはどうしましょうか？

B そうですね。まずはCさんの仕事に対する思いに共感して応援する意思を看護師が伝えたほうがよい気がします。それから手術に備えて体力温存の方法をCさんと一緒に考えて、Cさん自身が体を大事に思えたらいいですよね

D 私もそう思います。午後にCさんと話す時間はあるかな……？

B では協力して時間を作りましょう。Dさん、話をする時間を決めて報告してください。DさんとCさんが話す時間がとれるように、みんな臨機応変に動きましょう

◎ 事例検討を通して看護観を深めることで、
「看護職としてありたい自分」を見つける支援ができる

　Cさんの治療と仕事の両立を看護職たちは上手に支援できるでしょうか？　A
師長はカンファレンスの事例検討を通して看護観を深めるための問いかけをして
いきました。看護師長がスタッフに対するキャリアカウンセリングをする目的
は、第一に看護に対するやりがいを見出してもらうこと、そして看護観を深める
ための問いかけを通して看護職の実践能力を向上させること、さらに、看護職と
してありたい自分を見つける支援をすることで看護し続ける仲間になってもらう
ことなのだと思います。

キャリアカウンセリングで培った「看護観を深めるための問
いかけ」はカンファレンスにも活かせる！

15. 病床再編による異動や統廃合などで 不安が大きい看護職への面談

　2019年、厚生労働省より地域医療構想に関連して発信された、高度急性期や急性期を担う病院の中で、診療実績が特に少ない公立・公的病院など424病院の病床編成・統廃合の可能性のある病院リストが公開されました。病床数が多いと言われている日本では、今後、過剰な医療が提供されないよう、病床数を削減していく方針です。医療者の負担も増えるのか減るのか不透明ではありますが、リストに上がった個別の病院への影響は大きいものがありました。リストが公表されると早速、退職を希望する看護職がいたそうです。看護職たちは「この病院がなくなる！」と思ったのでしょうか。

　既に、病床編成・統廃合の波は民間病院からジワジワと広がってきています。法人同士のＭ＆Ａもありますし、法人グループ内で診療方針の転換から病床編成が進んでいる場合もあるようです。さて、あなたがもしもその病院の管理者だったら、看護職に対してどのような面談をされますか？　キャリア面談をすることで自分の実践したい看護を見つめ直してもらうことで、不安な気持ちに向きあう支援を考えていきます。

> 「病棟が解体されるなんて嫌です！　せっかく頑張ってきたのに……」

Ａ … A師長　　Ｂ … B看護師　　Ｃ … C看護師　　Ｄ … D看護師

Ａ　先日、グループ病院の病床編成の話があったと思いますが、みなさんどのように受け止めていますか？

Ｂ　私、この病棟が解体されるのは嫌です。今まで、色々頑張って整備してきたし、去年だってやっと看護体制を整備して患者さんのケアに入る時間を増やすことができたんですよ。これから、その評価をしながらいい看護を提供していきたいって思っていたのに

C そうですよね。私もその部分に力を入れて新人指導しました。やっとその新人たちも育ってきてこれからって時に……

D 具体的にはこの病棟はどうなるんですか？ この先どうなるのかがわかっていないと不安です。このまま、今勉強していることも進めていいかどうかもわかりませんよ

A 皆さんの気持ちはわかりました。本当に私も師長としてこの病棟の看護の質を上げるために、色々取り組んできましたよ。だから、ここまで来て再編ということが私も本当につらいのです。それは師長であっても同じだということは皆さんにわかってほしい。でも、病院の経営状況や、なにより、この地域の人たちに必要とされる病院になるために考えると、もっと慢性期や回復期の病床を増やして、介護施設や在宅診療、訪問看護との連携を強化しなければならないし、超急性期とは区別してさらに医療を充実させなければなりません。具体的な病床編成の方針はまだ公表されていないので発表はできませんが、これからまずは皆さんにこれからのキャリアについて話を聴きながら、一緒に考えていきたいと思っています

B C D わかりました……

　自分自身のキャリアを選択するには制限が大きく、所属する組織のありようが変わっていく状況をどのようにとらえたらよいのでしょうか。キャリアデザインは自分のことですから自由に考えればよいという考え方もありますが、状況のとらえ方によっては安易に職場を離れてしまったり、自分ばかりがつらい思いをしていると思い込んでしまう結果になります。

　さて、A師長はこの後、各看護職と個別に面談をすることにしました。トップバッターはB看護師です。

B 私、面談のトップバッターですよね

A そうですね。よろしくお願いしますね。今の気持ちを聞かせてくれます

か？

B この前も話しましたけど、この病棟が解体されることになったらと思うと、つらくて仕方ありません。一緒に働いている看護師仲間と離れ離れになるのも嫌ですし、なにより、今までの努力が水の泡になる気がします。小さなことも一生懸命積み重ねてきたことがあるのに

A 本当に、みんなと離れるのもつらいし、これまで作り上げてきたチームの成果がこれからという時ですしね

B 病棟のメンバーを変えないでなんとか調整することはできないのですか？

A そうできたら一番よいのですけど、そこはまだ何も決まっていないところなのです

B じゃあ、何をどう考えて師長さんと話したらいいのですか!?

A そう思ってしまいますよね。何もわからない状況で、何を話したらいいかわからないですよね

○ キャリアカウンセリングの目的は問題の解決ではなく、将来のキャリアをデザインする第一歩となること

これから起こりうることが明確にならないつらい状況の中での面談は、話を聴くのもつらくなります。それは、アドバイスができないからです。管理者にとって、また先輩看護師として、自分がアドバイスできないという無力さに向き合いながら話を聴かなければなりません。しかし、キャリアカウンセリングは問題を解決することが目的ではありません。解決策として気持ちが楽になるための方法を見つけるのではなく、これから先のキャリアデザインをするための第一歩として、話を聴くことができます。

A いまのつらい気持ちを話したいだけ話してくれてもいいのですよ

B ……でも、私はそういう話をし続けるのはあまり好きではないです。だって、病院の方針に文句だけ言い続けるってことになったら、なんだ

か、自分がつらくなります

Ⓐ そうですね。私もそういうふうに思うと思います。とにかく吐き出さな
ければ次に進めない人もいるけど、それをしていても意味がないと思う
人もいますね。いろいろです。Bさんは後者のようですね

Ⓑ そうですね……なんとか、前向きに考えたいです

Ⓐ Bさん、キャリアデザインは何のためにすると思いますか？

Ⓑ えっと、定期的にキャリア面談もしてもらっていますけど、以前、研修
でキャリアデザインの目的というかそういうことを聞いた気がします

Ⓐ そうですね。キャリアデザインは、仕事を通じて自己実現を考えること
です（図）

Ⓑ そうそう、そうです！　誰かに何とかしてもらうのではなくて、自分で
考えることが大事なんですよね。そうか、自分が社会でどんな役割をし
ていくのかを考えるのですよね……ということは、私がいる病院が地域
の状況に合わせて方針転換しているということは私自身がこの地域の中
で看護をする立場で何をしていくかを考えるということなのですよね

Ⓐ Bさん、あなたには俯瞰して物事を考える力がありますね！

Ⓑ というよりは、キャリアデザインは何をすることなのかを考えてみたら、
自分の気持ちはもちろん、少し横に置いてありますけど、そういうこと
なのだと理解します

Ⓐ そうですね。そして、私が面談するのは、あなた自身がどのような看護
をしていきたいのかを見つけていくお手伝いをするということが役割な
のです

Ⓑ そうか……そうなのですね

> ・自分自身の経験やスキル、性格、ライフスタイルなどを考慮し、仕事を通じて自分自身が実現したい将来像に向かって、どのようなキャリアを歩んでいくかを主体的に考えて行動していくこと。
> ・単なる資格の取得や職業上のコースの選択、働く時間、働く場を見つけることではなく、自分自身が将来的に何をしたいのか、どうなりたいのか、自分自身が社会の中でどのような役割をしていく人間になるのかを考えていくということ。
>
> 　資格や職場や時間は手段でしかない。その働き方を通じて自分がどういう人間になりたいのかを考えていくことである。

図　NPO 法人看護職キャリアサポートのキャリアデザインの考え方

B でも、どうやって考えたらいいか……そこが難しいところです

A そうですね。まずは、あなた自身が大事にしたいと思っている看護を考えていきましょう。今までも何度もそんな話をしてきましたよね

B はい。毎年、一番印象に残っている看護経験を振り返ってみて、自分が大事にしたい看護って何だろうって何度も何度も繰り返し考えてきました

A そうですね、あなた自身は今、どのようなことを考えますか？

B そうですね……ここ最近の面談では退院調整で支援した患者さんや自分が意識した看護を振り返りながら、「人にはそれぞれの幸せがあるから家族も含めて幸せになれる人生につながる看護がしたい」って師長さんに話した気がします

A そうでしたね。家族の希望と、本人の希望と難しいやり取りの中で頑張った事例でしたよね。今はどう思っているの？

B このことは私にとって変わらないことに思えます。細かいことはいろいろとありますけど、この、「家族も一緒に幸せな人生に」という感じです

A そうですか。いいですね。私はあなたのその価値観に同じチームとして誇りに思えます

B え〜師長さん、それは大げさと思います！

Ⓐ では、今回のような……要するにキャリアの岐路、分かれ道に立っている感じですね。こういうの、転機っていうのですよ。転機ってこれから変わっていく感じがするかもしれないけど、ある理論家（シュロスバーグ）がこの転機のことを説明しているのです。転機には3つあって、「予測していた転機」と「予測していなかった転機」そして、「予測していたものが起こらなかった転機」ということなのです。今回のことで言えば、まあ、どうなるかはわからないけど、何かが起きるという予測はできますね

Ⓑ ふむふむ。そうですね。でも起こらないかもしれないですよね

Ⓐ そうですね。でも、もうすでに予測していなかったのに自分自身のキャリアが揺らぐような出来事を経験しているとも考えられますよね

Ⓑ あ〜そうか、こういう情報が流れて、危機状態に陥っている感じですね。私たちずいぶんあたふたしています（笑）

Ⓐ そうそう、こういう体験すると人は成長できると私は思うのですよ。こういう難しい局面で、どのように乗り越えていくかを考えておく、そして、実際に乗り越えるということが自分にとって大きな財産になると思いませんか？

Ⓑ そうか……いやだいやだとネガティブに思ってばかりいたら、私は思い通りにならないことに翻弄されて心の病気になりそうです。でも、私たちは一緒に乗り越える仲間がいるし、それに、これから起こることが予測されているのであれば、今から作戦を立てられますよね

Ⓐ そうそう！　その調子です。では、今回のこの混乱の中であなたが経験していることに焦点を当てて話をしていきましょうか

Ⓑ そういうことですね！

◉ 管理者とともにチームを支えてくれる看護職には、手厚いケアを心がける

混乱している状況の中では、スタッフの性格傾向で反応はさまざまになること

が予想されます。キャリアデザインの入口に立てる人もいれば、悲しみやつらさ
の気持ちにとらわれてしまう人もいます。混乱した状況の中で自分自身のキャリ
アについて考えることができるようになるためには、状況を把握する能力が必要
です。病院の再編成や統廃合が進む中で管理者として小集団の看護スタッフのケ
アをする場合、まずは、不安の強い看護職たちの話に耳を傾けながら、その集団
を一緒にケアしてくれそうなスタッフのケアを集中して進めていくことが管理者
にとって助けになります。そして、小出しにされる病院の情報提供を共に支え合
いながら乗り越えていくことを目指すことができます。

　B看護師はこのあと、この混乱状況で経験していることから、その経験に映し
出される自分にはスタッフを守りたい気持ちが強いことに気づきました。管理者
としてのキャリアが拓かれる瞬間だったのかもしれません。そして、師長と一緒
にスタッフのケアの方法について具体的に考え、不安の強い看護スタッフには心
理士の介入について検討することにしました。

転機は成長のチャンスでもあります。混乱の中にいる自身の
気持ちや「大事にしたいこと」を見つめることで、新たなキャ
リアが見えてくるかも！

16. コラム：看護管理者自身のキャリアを考える

　管理者の皆さんは、自分自身のキャリアをどのように考えているでしょうか。私のキャリアはこんな感じ……と経歴を話す方はいらっしゃいますが、そこに見えてくる自分らしさを言葉にできそうでしょうか。看護職の多くは、立ち止まることもなく、とにかく目の前にいる患者さんにケアをし続けています。そして、気づいたときには、自分の立ち位置がわからず、「これからどうしたらよいのかわからない」「なんで自分はここにいるのだろうか」「なんでこんな思いをしてここにいなければならないのか」。そんな思いが頭の中を占領して、その場を立ち去りたくなってしまうことを繰り返す場合があるように思います。このような状況をキャリアの理論で「転機（トランジション）」と説明することもできます。しかし、まったく自分がどうありたいのかを考えてこなかった状況では、転機として考え直すのは心の負担が大きいように思います。看護スタッフの面談をする役割があっても、まずは自分のキャリアを見つめる必要があるかもしれません。

1）看護職に必要なセルフ・コンパッション

　看護職の仕事は、他者を大事にケアする利他性を重んじる職業です。20歳代前半でそのことを課せられた場合、十分に心が成熟しないまま他者を優先させることに時間を使うため、自分自身を見つめるための余裕がなくなっているように思います。

　最近、「コンパッション」という言葉が注目されています。これは、「人が生まれつきもつ『自分や相手を深く理解し、役に立ちたい』という純粋な思い」とされ、共にいる力[1]なのだそうです。利他性は自己犠牲ではなく、自分の喜びになると考えられます。しかし、看護職が考える「他者をケアしたい」という気持ち

が自身の喜びにつながるのではなく、無意識のうちに過度の自己犠牲につながってしまうケースがあります。この場合、やりがいを感じている自身に対して、「自分は利己的になっているのでは？」と考えてしまい、適応障害に陥る可能性があります。あるいは、過度な自己犠牲の末に燃え尽きてしまうこともあります。また、尽くし続ける感覚のみで満たされない可能性もあります。これらの状況に陥った看護職は、生き生きと仕事をすることや楽に仕事をすることに罪悪感を持ってしまっていることが多いです。

　日々の業務に忙殺された看護職は、業務をこなす能力は鍛えられますが、自分自身のありようについてはほとんど考えることができません。すると業務に少し余裕が出てきたとき、「私たちが元気でなければいい看護はできません。ですから誰か、もっと私たちを楽にしてくだい」と、それまでの反動のように働き方の改善を求めます。このとき、自身のキャリアや仕事との向き合い方を考える方法については他人任せになってしまい、主体的に考えることのできる看護職は少ないように思います。それでも、心身ともに疲れ果てて看護職から遠ざかってしまう人も少なくない現状を考えると、他者に依存的ではあっても、看護のキャリアを見つめ直せるチャンスがあると言えそうです。

　筆者は心理学者でも精神科医でもないので、その病理性はわかりませんが、専門職のキャリアとしてもう少し成熟した考え方になれたらと思います。本書で伝えている看護職のキャリア支援をするためのキャリアカウンセリングは、「経験代謝」というモデルで展開しています。私がこの考え方を活用したいと思ったのは、まずは自分、そして他者、そして社会につながっているからです。このような、自分を大事に、ありのままを受け入れることができて、そして、そんな自分が価値ある大事な存在であることを確信できたその先に、利他があり、人が社会を支えていることを教えてくれている気がするからです。

　そこで考えたいことはコンパッションの前に、まずは、セルフ・コンパッションです。セルフ・コンパッションは、ありのままの自分を受け入れることであり、完璧であることや他者よりも優れた存在として自分を認識することなく、厳しい自己批判に対して自尊感情と同様の保護を提供すること[2]であると言われていま

す。看護職のキャリアカウンセリングを考えたとき、自己受容によって自分らしさが活かされるような看護職として生きていくことを支援したいと考えます。しかし、その自分らしさを見つけるお手伝いをしたいと思っていても、自分で自分をクリアに内省できず、ベールに包まれた自分しか見つめることができない、本来自分が望んでいるキャリアが見えてこない場合は多くあります。あなたの何がそうさせているのか、そんなことを考えながら問いかけ続けても、ありのままの自分を受け入れられていないため、自己批判、他者批判に陥ってしまうように見えます。また、批判的な自分に気づいて考え方や見方を修正しようと試みると、これまで自分が見てこなかったありのままの自分がわからず、「からっぽ」な自分と勘違いしてしまう人もいます。多くは、なんの手がかりもなく、自分のしたいことは何だろうと考えてしまうので、考えたこともない自分を言語化しようとして「からっぽ」に感じてしまうようです。だからこそ、自分の経験を手掛かりにそこに映し出される自分の感情や思いを見つめていくことがキャリアカウンセリングとして重要なのです。

　セルフ・コンパッションは今の自分に焦点を当て、そして、価値判断はなく、判断する必要もない価値がある自分に気づくことであるように思えます。それは、「今、ここ」を重んじるマインドフルネスであり、揺るぎない自己として看護職として人の人生に関わりつつ、他者の苦しみや悲しみに共にいることを可能にする強さと使命感が育っていきます。なぜ、看護職という職業を選んだのか、看護を選んだ自分を誇らしく思えることを自覚する、そんな強さをもつ可能性を秘めているように思います。

　折しも、この原稿を執筆をしている丁度このとき、2020 年 3 月〜4 月、新型コロナウィルスで世界中が激震し、医療界全体が患者のために何とかしなければと使命感で動いている時期です。感染症看護は感染しないように自分を大事にしつつ、感染源とならないように対策して他者を大事に、そして、メディアでは、毎日のように医療現場の状況を伝えながら、医療職以外の人に「家にいよう」「自分が感染源ならないように」と発信され、医療職に対する感謝の言葉が伝えられる、社会の中で看護職として働く自分を意識できる時でした。本書にこのことがリア

ルな気持ちで書き残せることをありがたく思います。

2）看護職にキャリアカウンセリングで支援できること

　私が看護職にキャリアカウンセリングを始めた2006年は、キャリアカウンセリングとは困っていることを解決するという考え方でした。しかし、その解決方法はとにかく聴く、そして、自分自身で話した内容を整理して自分の課題に気づくという方法でした。その考え方は自己否定にもつながりやすく、ネガティブ思考の看護職であれば「自分に問題があるのだ。このままの自分ではだめだ」とも考えがちです。もちろん、自己変容の考え方は否定しませんが、その前提には「このままの自分ではだめだから」という感覚があります。そうすると、話を聴いている相手の反応を見ながら、「自分をどのように見せたらよいのか」「相手からの評価を高めるために何を言ったら正解なのか」を考え始めるので内省はできません。もちろん、他者否定をし続ける人もいます。その場合であっても同様に、自己の課題に気づくという結論にたどり着きます。このことが、「自分らしさ」や「ありたい姿」に気づくキャリアカウンセリングをしたいと思っていた私自身がどうしても超えることのできなかった壁でした。「相手が答えを見つけるのだ」「私がアドバイスはできないのだから」「いつか気づく時が来る」と自分に言い聞かせながら「話をしてスッキリした」と言う看護職の背中を「これでよかったのだろうか」と思いながら見送っていました。そして、自分にとって幸せなキャリアを歩むための一歩を踏み出せる人と、踏み出せない人の存在に気づきつつ、その違いがわからずに話を聴くという日々が続きました。もっと自分を大事にしてほしい、誰かに承認されなくても、褒められなくても、よく頑張っていると自分を自分で認めるために何とかできないのかと思いながら、キャリアデザイン研修では過去を振り返り、ありのままの自分を客観視しようとするワークを続けてきました。

　管理者の皆さんは、看護職のキャリアのどのようなことを支援したいと思っているでしょうか。これも、キャリアを考えることです。看護管理者としてのあり

たい自分を見つめる感じです。ご自身が管理するセクションで医療や看護ケアを受ける人々にどのような看護をしたいと思っていて、そのことを実現するために、看護職にどうあってほしいのか、その思いは看護職と一致しているのか、方向性が合っていなかった場合にはどんなことを大事にする支援を考えるか、そんな感じです。さらに、管理者の難しさは、看護集団のグループで多様な人材を活かしながら提供したい看護を実現していくことです。そのために、個別に支援しながら個人を活かして集団としてのキャリアをデザインしていく感じになります。難しくもあり、やりがいもありそうです。「自己否定も他者否定もしなくていい、ありのまま自分がこの集団には受け入れられる文化がある。だからこそ、自分の強みで能力を発揮して、あるがままの自分で患者さんと共に幸せになって、ありたい自分で生きていける」。そんなことを目指せる職場になったら、看護の質も上がりそうです。ポイントは完成されていない感じなのかもしれません。

3) 看護管理者が幸せに生きるために

　キャリアを考えるときに看護管理者の幸せを考えたいのは、キャリアを考えることの目的は幸せに生きることだと私自身が思えるからです。そのために、まずは、「『幸せ』とは何か？」がスタートになります。「幸福学」という学問があることをご存知でしょうか。私が初めてこの言葉を知ったのは、『幸せのメカニズム』[3]という新書を書店で見つけたときでした。私は書店で本を眺めるのが好きで、それは、今の社会の関心を反映していると思うからです。この本はその頃、話題になってもおらず平積みにされてもいなかったのですが、新書が並ぶタイトルを見て「幸せにメカニズムがあるなんて！」と面白がって買ったことがきっかけでした。この本を買ったのは 2013 年で、さらっと読んで「まあ、こう考えるのはいいかもね」と思って家の本棚に並べていました。「幸福学」と聞いてスピリチュアルな内容を連想する方もいるかもしれませんが、この著者である前野隆司氏は、2008 年より慶應義塾大学大学院システムデザイン・マネジメント（SDM）研究科教授（2017 年より慶應義塾大学ウェルビーイングリサーチセンター長兼任）であ

り、科学として研究をしている方です。もともとは認知心理学や脳科学が専門で、環境共生・安全などの社会的価値のシステムデザインに関する研究・教育をされているそうです。この本を書棚から引っ張り出してくることになったのは、2018年、株式会社を立ち上げるときの会社のネーミングを考えるときのことです。看護職と一緒に会社を立ち上げたいと思ったとき、私が考えたのは、キャリアをデザインすることが幸せを導くことになった方が私としてはしっくりくる、一緒に働く人も、サービスを提供する相手も一緒に幸せになることが企業価値なのだと考えました。「そういえば……幸せって何かという本を買った気がするなあ」と思い出しました。そして、『幸せのメカニズム』のタイトルを眺めながら「株式会社はたらく幸せ研究所」というネーミングに決定しました（ちなみに、前野氏には株式会社の顧問に就任してもらいました）。

　しかし、ずっと一人で仕事をしてきた私にとって、一緒に働く仲間を複数もつことは、看護チームで働いていたときよりも難しさを感じました。それは、この本に書かれている幸せになるための４つの因子である「ありがとう！」因子（つながりと感謝の因子）、「なんとかなる！」因子（前向きと楽観の因子）、「あなたらしく！」因子（独立とマイペースの因子）、「やってみよう！」因子（自己実現と成長の因子）を実現することはとても難しいことだとわかったからです。やはりそこには「あなたらしく」の因子が必要です。ありたい姿を意識してキャリアデザインをして自立（自律）して働くためには、ありのままの自分を見つめて自己肯定するためのセルフ・コンパッションが必要だったからです。そこで初めて気づきました。キャリアをデザインする前にしなければならないことがあるのだということです。

　看護管理者にとって看護集団のキャリアデザインをするということは、多様性を受け入れて個別のキャリアデザインを支援しつつ、集団のデザインを実現することになります。そのためには、まず看護管理者自身がありのままの自分を受け入れてセルフ・コンパッションを高めることで、多様なスタッフを受け入れることができます。みんな違ってみんないい「だからこそ、いい看護ができる」という思いをもって、そのことをその職場のありたい姿としてスタッフみんなで共有

して目指すことができれば、自分も他者も認めることのできる看護管理者として幸せなキャリアになりそうです。

● 引用参考文献 —————————————————————————————

1) ジョアン・ハリファックス. Compassion（コンパッション）——状況にのみこまれずに、本当に必要な変容を導く、「共にいる」力. 東京, 英治出版, 2020, 9.
2) クリスティーン・ネフ. セルフ・コンパッション　あるがままの自分を受け入れる. 東京, 金剛出版, 2014, 17.
3) 前野隆司. 幸せのメカニズム　実践・幸福学入門. 東京, 講談社, 2013.

3 章

ダウンロードできる
ワークシート＋シートの
解説

1.　キャリアラインチャート

大学を卒業してから現在までの経験を振り返る

```
+




_____


−
```

入職　　　　　　　　　　　　　　　　　　　　　　　　　　　　現在

①看護職としてこれまで、どのような気持ちで働いてきましたか？
　・覚えていなくてもよいので、ざっくりと線を引いてみる
　・自分の感情の変化、あるいは、安定したきっかけにつながるライフイベントを記入
　　する
②看護職経験のなかで嬉しかった経験、自分自身が成長したと感じられた経験は何です
　か？
③現在の看護職としての仕事上の興味関心は何ですか？

● 経験を振り返り、心の状態を「見える化」する

　キャリアデザインの第一歩は、看護経験をざっくりと振り返ることです。前ページのチャートは入職時からのチャートにしていますが、もしも、「自分の看護師人生は、子どもの頃にあの看護師さんと出会ったことから始まっている」と思えば、そこから始めてもよいでしょう。

　キャリアデザインは自己理解から始まります。人は自分自身のことをわかっているようでわかっていません。自分がどういうことにやりがいを感じるのか、ワクワクするのか、安心するのか、嬉しいのか、つらいのか、など、経験を通してわかることは多いものです。そんな自分に気づくことから始まります。

　そのうえで、「ありたい姿」に近づくためのキャリアを歩んでいるかを考えます。これまでのキャリアの歩みを見つめ直し、「ありたい姿」に近づくためのキャリアを歩んでいるのか、さまざまなことを経験している自分自身を客観的に整理してみるのです。

　また、どうしたら「ありたい姿」に向かえるのかも考えてみましょう。もしも、自分が「ありたい姿」に向かえていないと感じられたら、どうしたら「ありたい姿」に向かえるのかも検討してみます。こんなことを考えるため、きっかけとなるのが、キャリアラインチャートです。

● キャリアラインチャートの使い方

ステップ1　横軸を入職以来の時間で区切る

　過去の経験を客観視していきますが、このシートでは心の状態を見える化します。中心の横軸は時間です。この軸よりも上はポジティブな気持ちです。下はネガティブな気持ちです。看護職としてキャリアを歩み始めた頃はどのあたりから始まるでしょうか。ワークシートの横軸に看護職として働き始めてから現在までの時間経過がわかるように、中心の線に時間軸の印をつけてみましょう（図1）。

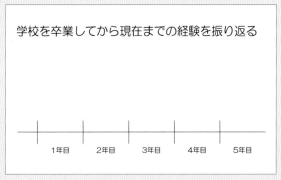

図1　キャリアラインチャート①

ステップ2　気持ちの浮き沈みをラインで表現。出来事や気持ちも書き加える

　ざっくりキャリアラインを引いて、そのときにどのようなことが起こったのかを思い出していきます。そして、エピソードのキーワードを書き足していきましょう。このワークをするときは、先にエピソードから思い出して、気持ちや感情レベルに印をつけながら、後でラインを引く人もいます。自分の書きやすい書き方で取り組んでみましょう（図2）。

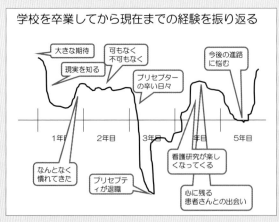

図2　キャリアラインチャート②

ステップ３　現在の気持ちや興味関心を書き込む

　ラインとエピソードを眺めてみましょう。どのような経験をしてきたのでしょうか。そして、現在の「嬉しかった経験、自分自身が成長したと感じられた経験」「現在の看護職の仕事上の興味関心」を書いてみましょう（図3）。

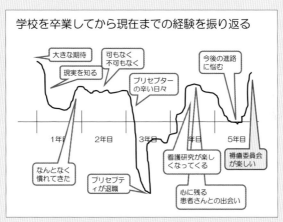

図3　キャリアラインチャート③

　このように仕事上の自分の感情や関心などを書き、あらためて眺めてみると、気づくこともあるのではないでしょうか。特に、キャリアラインが上向きになっていったり、下向きになっていったりするときのきっかけとなる経験が、自分にとってどのような意味があるのか、それは自分が考えたい「ありたい姿」とどのように関わるのかを考えてみるとキャリアデザインにつながります。まずは、自分の状況はどうなのかを見つめ直すことからキャリアデザインが始まります。

2. 看護経験を振り返る

「自分らしく看護ができた」「自分が大事にしたいことができた」と思える実践について
考えてみましょう。

1）それはどのような看護実践でしたか？

2）自分が大事にしたかったことは何だったのでしょうか？

3）これからどのような看護をしていきますか？

◉ 振り返った経験から、「どんな自分が見えてくるか」を考える

　看護経験を振り返って記憶にとどめる、あるいは、記録をすることは、ポートフォリオにつながります。ポートフォリオは、「書類ケース」と言われます。ファイルなどに綴じてしまいこんでしまうものではなく、それぞれの書類は持ち運べて、そして、差し替えることができるという特徴があります。この特徴が意味するのは、さまざまな経験から「自分はこうありたい」「こんなふうに生きていきたい」という気づきをしまい込むのではなく、看護職として「ありたい自分」の気づきを取り出して、自分らしい看護職のとしてのあり方を検討していくための材料にしていくという感じです。

　看護職のキャリアデザインで重要なポートフォリオは、看護経験です。患者との関わりから、心に残っている経験を思い出していきます。看護部組織によっては看護実践能力の向上という教育的な視点から、ケースを取り上げてリフレクションを進めているところもあります。このような取り組みは看護観を見つめていくうえでとても重要です。そこにキャリアデザインの視点を追加すると、自分の大事にしたい看護が見えてきます。

　ケースを学ぶときは、学習の観点から文献検討とエビデンス、根拠となる理論が求められるため、自分の大事にしたい看護から遠のいてしまう場合もあります。もちろん、取り上げたケースが、自分のありたい姿とつながっていれば、その部分を焦点化することはできます。しかし、学習の視点でレポートするケースの場合、文献的な考察が必須になると、文献で表現される看護が自分の思う看護と一致しないまま終了してしまう場合があります。

　キャリアデザインにおいて、自分の「ありたい姿」を検討するためには「自分が生き生きと、自分らしく看護ができた」「自分が大事にしたことができた気がする」そんな経験を思い出し、そこに「どんな自分が見えてくるか」ということを焦点化していきます。それは、前項で考えたキャリアラインで描いたラインが変化する、そのきっかけとなるエピソードが多いようです。

◉ 看護経験を振り返るワークシートの使い方

ステップ1 「自分らしく看護ができた」「自分が大事にしたいことができた」と思えるのは、どのような看護実践でしたか？

　はじめに、自分らしく看護ができたと思えるのはどのような看護実践だったのかを考えます。何があったのか、どのように考えて、何をしたのか、客観的な事実を書きます。自分の「ありたい姿」を検討するために取り上げたい事例は、「自分が生き生きと、自分らしく看護ができた」「自分が大事にしたことができた気がする」といった経験です。それらを思い出して書いてみます。そのときのことが映像としてイメージできるような一場面を取り上げて、そのときの自分の気持ちや、患者さんの反応なども表現します。

ステップ2 自分が大事にしたかったことは何だったのでしょうか？

　次に、記入した経験から、自分が大事にしたかったことは何だったのかを考えてみます。何に対してポジティブな感情（嬉しかった！良かった！）があり、そこにはどのような自分がいるのでしょうか？　「私はこうありたい！」と思える自分は見えてくるでしょうか？　経験を思い出し、そこにどんな自分が映し出されているのかを考えます。「こんなことが大事だから、こんなふうに思えたんだな」「意識していなかったけど、こういうことって私は大事にしたいな」といったことに気づくことができれば、「ありたい自分」に向かってキャリアをデザインしていくことができます。

ステップ3 これからどのような看護をしていきますか？

　ステップ3では、これからの働き方を考えます。「ありたい自分」に向かってどのように経験を重ねていきますか？　大事にしていくためにどのように働いていけばよいでしょうか？　これらが未来志向のデザインです。経験を振り返り、大事にしたかったことを検討し、そして、これからの働き方を考えていく感じです。

　キャリアデザインとして、10年先の自分をはっきりと意識できる人もいるかもしれません。しかし、多くは、キャリアとしての経験を積み重ねていくなかで自分が進むべき方向性に気づくように思います。そういった場合には、このように経験を振り返ることで、自分自身との出会いを繰り返し、自分の求めている「ありたい姿」という "自分の生きる意味" を見出していくことができます。感情は自分でも無意識に揺れ動くものです。それらをひとつひとつ丁寧にひも解いていき、「そこにはどんな自分がいるのか」を考え、そのうえで「どのように生きていきたいのか」を意識化することからキャリアデザインは始まります。

3.　自分らしさを考える

1) キャリア・アンカーから自分らしさに影響していると思うキーワードを選んでみよう。～あなたが大事にしたいキーワードは何ですか？

アンカー	キーワード
専門・管理能力	専門分野、専門的な知識、専門家、高いスキル、第一人者、才能、プロフェッショナル、スペシャリスト、その道のプロ、得意分野で頼られたい
経営管理能力	管理職、昇進、権限、パワー、権力、リーダーシップ、マネジメント、経営管理、肩書、序列、出世
自律・独立	自由、自立、自律、独立、自分のペース、自分らしさ、自由度、裁量範囲、規則に縛られたくない、自由裁量
保障・安定	安全、安定、手堅い、着実な、パターン化、慣れた、リスクの少ない、習慣的な、確実な、保証がある
起業家的創造性	起業、起業家、創業、創意工夫、ビジネスチャンス、新しいこと、オーナー、新規事業、プロジェクトの立ち上げ、ビジネスプラン
奉仕・社会貢献	人のため、世の中に尽くす、世界の平和、奉仕、役に立つ、多くの人に感謝、貢献、援助、支援、自分の理想
純粋な挑戦	挑戦、克服、競争、達成、ライバル、障害を乗り越える、不可能を可能にする、勝ちにこだわる、チャレンジ、達成感
生活様式	柔軟、家族、趣味、プライベート、ケースバイケース、調整、ワーク・ライフ・バランス、生きやすさ・働きやすさ、充実感

2) 一番多く選んだキーワードはどのカテゴリーですか？

3) そのカテゴリーは、現在の自分の仕事として、具体的にどのような活動につながっていますか？

◉ キャリアの軸になる8つのカテゴリー

エドガー・H・シャインは組織開発や産業心理学、組織心理学の研究から、「キャリア・アンカー」の理論を提供しました[1]。キャリア・アンカーは、得意なこと、したいこと、価値観によって影響されてキャリアの軸になると考えられています（図）。

専門・管理能力	特定の分野で能力を発揮し、自分の専門性や技術を向上させることに幸せを感じる。
経営管理能力	集団の統率や権限の行使により、組織の中で責任ある役割を担い、マネジメント能力をのばすことに幸せを感じる。
自律・独立	組織のルールや規則に縛られず、自分のやり方で仕事を進めることでモチベーションが上がる。
保障・安定	安定した雇用を望み、社会的・経済的な安定を得たり、将来を見通せることを大切にする。
起業家的創造性	リスクを恐れず、自分の力だけを頼りに新しい組織や企業を創りだすことを望む。
奉仕・社会貢献	金銭的なやりがいよりも、精神的・社会的に意義のあることを成し遂げる機会を求める。
純粋な挑戦	人生を挑戦や競争の場ととらえ、解決困難に見える問題の解決や、強敵に打ち勝つことなどにやりがいを感じる。
生活様式	自分のライフスタイルを重視し、個人的な欲求や家族の願望、自分の仕事などのバランスや調整に力を入れる。

図　キャリア・アンカー

そもそも、キャリアは肩書や職場環境、資格、時間によって決められるものではなく、自分らしさを支える価値観をベースにして「何を大事にして生きていきたいのか」がポイントになります。どのような仕事であっても、キャリア・アンカーの8つの側面はあり、その職場で自分の価値を考えていくことができたとき、生き生きと自分のキャリアを歩むことができます。

◎「自分らしさを考える」ワークシートの使い方

ステップ 1 あなたが大事にしたいキーワードは何ですか？

　キャリア・アンカーから、自分らしさに影響していると思うキーワードを選びます。ここで挙げたのは、アンカーにつながるキーワードの例です。この中から、自分の気持ちに何か引っかかる、大事にしたいと思うものを、数を制限せずに選んでみましょう。もっと何か具体的な言葉があれば、自分でつけ足しても構いません。

ステップ 2 一番多く選んだキーワードはどのカテゴリーですか？

　人はさまざまなものに興味を持ちます。キャリア・アンカーはどれか1つに絞られるものでもなく、8つの側面を誰でも持っており、その特徴には強弱があるという考え方です。自分を表す言葉がより多く見えるアンカーが、自分を示すカテゴリーかもしれません。違っていても構いません。検討することが重要なのです。

ステップ 3 そのカテゴリーは、現在の自分の仕事として、具体的にどのような活動につながっていますか？

　このステップでは、ステップ2で考えたカテゴリーと、仕事における現在の活動とのつながりを考えます。検討した結果、自分の価値や得意なこと、したいことが見えてくるでしょうか。具体的なことを書いてみましょう。

● 引用参考文献

1）　エドガー・H・シャイン. キャリア・アンカー――自分のほんとうの価値を発見しよう. 東京, 白桃書房, 2003, 105.

4. 自己効力感を高める

1）成功体験を思い出そう〜その体験はどのようなことですか？　何をしたから成功したのでしょうか？

2）あなたが尊敬する人を考えよう〜その人は誰ですか？　どんな部分を尊敬しますか？

3）人から言われて嬉しかった言葉〜どんな言葉を言われましたか？　どんな気持ちになりましたか？

◎ 自分の可能性を認識することが、自分を受け入れることにつながる

　キャリアデザインとは、自己実現に向かうことです。マズローが示すように、人間の欲求階層には生理的欲求・安全の欲求・社会的欲求・承認欲求があり、頂点に自己実現があります。人はそれぞれ個別の自己実現を目指して生きています。「自分が本当にしたいことは何か」「生きる意味は何か」を考えていくうえで、人生の半分以上の時間を費やす仕事に、人生における生きる意味がつながっていなければ、人は幸せに過ごすことはできません。そして、ここで重要なのは、自分自身の思いを実現するために、ありのままの自分を認めることです。この「自分自身を受け入れる」ことについては、近年、セルフ・コンパッションという考え方も注目されています（p.162）。

　セルフ・コンパッションは「自分へのやさしさ、慈しみ、慈愛、慈悲」などと定義されています。これは、生かされる存在として苦しみを共有し、否定的感情にとらわれず、自分自身をありのままに受け入れていくことでもあります。看護職の仕事は人の苦しみに寄り添う仕事です。それは、生かされる存在として、自分を肯定的にとらえ、ありのままに受け入れていくことで自分が本当に望んでいる「ありたい姿」を導くものになると考えることができます。

　自分を受け入れるために、まずは自己効力感を高めるためのワークをしてみましょう。

　自己効力感は、「ある行動を遂行することができると、自分の可能性を認識すること」であり、課題や困難な状況に直面したときに「きっとできる」と自分を信じる力のことです。自分のキャリアを考えるとき、自分自身のありたい姿を見つめるために、ありのままの自分を受け入れる必要があります。それとともに、ありたい姿に向かって自己実現をするために自分の可能性を信じる力に気づく必要があります。誰にでも可能性があります。あとはそのことに気づくだけです。

◉「自己効力感を高める」ワークシートの使い方

ステップ1 成功体験を思い出そう

　まず、成功体験を思い出しましょう。その体験はどのようなことですか？何をしたから成功したのでしょうか。小さなことでも構いません。自分にとって「成功」と思えたことを書き出します。「うまくいった」「自分の力を発揮できた！」といった体験があるでしょうか？　そんなことを書いてみてください。

ステップ2 あなたが尊敬する人を考えよう

　次に、あなたが尊敬する人について考えます。その人は誰ですか？　どんな部分を尊敬しますか？　尊敬する人を考えることは代理体験であり、「自分にもできるだろうか」「こんなふうになりたい」と思えるモチベーションとなります。

ステップ3 言われて嬉しかった言葉

　最後に、人から言われて嬉しかった言葉を考えてみましょう。それはどんな言葉ですか？　その言葉を言われたとき、どんな気持ちになりましたか？自分が「成功した」「うまくいった」と思っていなくても、周りの人から見れば十分にすごいことや、認められていることがあります。それはどんなことだったのでしょうか。

　キャリアデザインをするときには、勇気を出して一歩踏み出す必要がある場合があります。そのことを意識したことがある人もいるのではないでしょうか。その、勇気を出して一歩を踏み出すためには、「自分にはできる！」という自己効力感が重要です。さまざまなチャンスが周りにあるにもかかわらず、キャリアを拓く経験に「自分にはできない」と、自ずから遠ざかっている場合があります。自己効力感はそんな自分を支えるために、自分自身で育てていく必要があります。

5.　自己実現を目指す

1）あなたにとっての自己実現は何ですか？～やりたいこと・実現したいこと

EX）感染管理認定看護師になりたい！

2）理由は何ですか？

EX）感染症で苦しむ患者さんが少しでも減るように、感染対策を実施できる指導をしたい

3）2）は1）以外でも実現可能な方法はありますか？

EX）看護スタッフとして職場で勉強会をしたり、管理職になって指導をする

4）1）を実現するために障壁になりそうなことは何ですか？

EX）現場の看護師が足りないので、長期研修に出してもらえない

5）いま、その活動を実現するためにできることは何ですか？

EX）感染管理の知識を自分で勉強して、職場で勉強会をしたい

6）1）を実現するために、4）を解決する方法は何ですか？

EX）人が辞めない環境作りと、師長への相談

◉ Will（やりたいこと）を掘り下げて見つめ直そう

　自己実現は「やりたいこと志向」と考えることができます。しかし、やりたいことを仕事にすることは、それほど簡単なことではありません。看護職の場合、看護師になりたいことと、看護をしたいかどうかは別のことです。近年の不況から、経済的な安定を求めて看護職を選択する人も増えてきています。そこで、「やりたいこと志向」には2種類のタイプがあることを理解したうえで、看護を仕事にしていくことを考えていきたいところです。

> **2種類の「やりたいこと志向」**
> **①受容的やりたいこと志向**
> 現実の状況や仕事の役割、立場を考えてすり合わせながら仕事をしていくタイプ
> **②排他的やりたいこと志向**
> 自分のしたいことしかしないという自己中心的な偏りのあるタイプ

　看護職の多くは、教育で培われた無意識的な看護職としての社会的責任や信念、使命感で職務を遂行している場合もあります。最近の災害時や感染症対策で、その看護職の心意気が社会に伝わったようにも思います。「したいからしている」のではなく、社会的責任として活動している看護職が大勢います。非日常に発揮される看護職のこのような志の高さは、日常的には看護職それぞれの心の奥底に秘められていますので、表面的にしか意識できない場合も多いようです。

　エドガー・H・シャインの提示する自己概念の3つの側面から考えれば、看護職が使命感で働くことは「Must」であり「Can」でもあります（図）[1]。「Will」がそこに一致してくることで自己概念は揺らぎのないものになり、それは、自己実現になると考えることができます。キャリアデザインを考えるとき、Will を表面的な活動でしかとらえることができなければ、それは一致しないことが多いようです。本来の自分のしたいことを見つめ直すことができれば、幸せな看護職とし

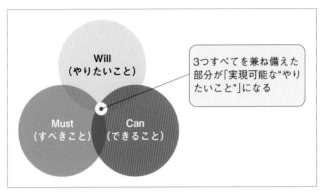

図　**自己概念の3つの側面**（文献1を参考に作成）

てのキャリアを歩めそうです。

○ 自己実現を目指すワークシートの使い方

ステップ1　あなたにとっての自己実現は何ですか？

　やりたいこと・実現したいことを考えるとはすなわち、「あなたにとっての自己実現は何か」を考えることです。

ステップ2　理由は何ですか？

　なぜ、あなたはステップ1のように思うのですか？　「やりたいこと・実現したいこと」の理由を考えることで、本来の自分のしたいことが見えてきます。

ステップ3　2）は1）以外でも実現可能な方法はありますか？

　ステップ2に記入したことを実現する方法を考えます。ステップ1の内容は、その1つの方法ではありますが、ほかにも方法はあるはずです。今すぐにできる方法はいくらでもあることに気づくでしょう。

ステップ4　1）を実現するために障壁になりそうなことは何ですか？

　ステップ1で記入したことを実現するために、障壁になりそうなことは何ですか？　できない理由を考えることは、「どうしたらできるのか？」を考える手掛かりになります。

ステップ5　今、その活動を実現するためにできることは何ですか？

　ステップ2で記入したことを実現するために、今できることは何でしょう？　できる方法を考えてみよう！

ステップ6　1）を実現するために、4）を解決する方法は何ですか？

　ステップ4で記入した障壁を乗り越えるためには、どんなことをしたらいいでしょう？　自己実現するために障壁を乗り越える方法を考え、行動していくことが自分の能力を高めます

● 引用参考文献

1)　エドガー・H・シャイン. キャリア・アンカー—自分のほんとうの価値を発見しよう. 東京, 白桃書房, 2003, 105.

6.　チャンスをつかむために

1）看護の仕事で興味・関心がある領域は何ですか？

2）看護とは関係のない日常生活の中で、興味・関心のあることは何ですか？

3）子どものころの自分が、「楽しい」「おもしろい」と夢中になってしていたことは何ですか？

4）1)～3）の共通点や、これから関心をもって生きていきたいと思うことは何ですか？

5）そのことは、看護のキャリアに影響しそうですか？

6）無理なく、何か失敗しても、興味をもち続けるためにできそうなことはありますか？

◉ チャンスに気づく力、チャンスをつかむ力を養おう

　スタンフォード大学のジョン・D・クランボルツ教授の「計画された偶発性理論」（プランドハップンスタンスセオリー）には、「慎重に立てた計画よりも、想定外の出来事や偶然の出来事があなたの人生やキャリアに影響を与えていると思ったことはありませんか？」という問いかけがあります[1]。人生はチャンスにあふれています。そのチャンスに気づく力、そのチャンスを自分のものにする力をつけることで、キャリアは拓かれていきます。

　予期しない出来事・偶然がキャリアを作っているのです。予期しない出来事をただ待つだけでなく、自ら創り出せるように積極的に行動して、偶然を意図的・計画的にステップアップの機会へと変えていくための準備が必要です。

　偶然を自分のキャリアに活かしていくためには、まずは、好奇心が重要です。さまざまな物事に興味をもち、可能性を広げることから始まります。目の前のことに追われていると周りのことが見えなくなります。看護の職場は忙しいので、そうならざるを得ない状況があるかもしれません。だからこそ、少し立ち止まって周りを見て、看護以外のことにも興味をもつとよいかもしれません。そうすると、やりやいことや、学びたいことが偶発的に出てきます。そこに気づくことがスタートです。そして、「自分にはできる」と自分を信じながら、チャレンジしていきます。もちろん、チャレンジすると、困難なことや障害が出てきます。そういうときには、冒険心を発揮します。前向きに困難や障害を克服していきます。克服することが人生における冒険だと思えれば、苦しいばかりでなく、キャリアに対するチャレンジと考えることができるでしょう。そして前向きに克服していくことができれば、自分にできることが増え、チャンスも訪れるようになります。そうすると、チャンスをつかんでキャリアを歩み続けることができます。そこではさらに、好奇心が増してさまざまなことにチャレンジしたくなります（図）。

　こうしたプロセスを踏むことで、人間性が豊かな柔軟な人生を歩んでいくことができます。

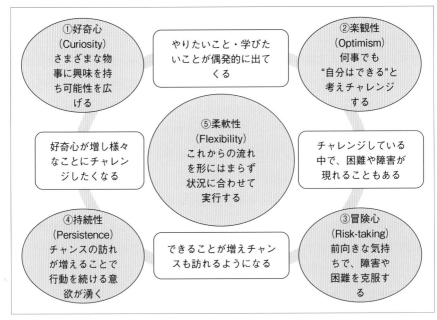

図　偶然をキャリアに活かすためのプロセス（文献 1 より引用）

◎「チャンスをつかむために」ワークシートの使い方

ステップ 1　看護の仕事で興味・関心がある領域は何ですか？

　チャンスをつかむためには、自分自身の興味関心のある方向性をまずは考えておく必要があります。

ステップ 2　看護とは関係のない日常生活の中で、興味・関心のあることは何ですか？

　看護のことばかりではなく、日常生活のさまざまなことに関心を広げてみましょう。その中には「もしかしたらキャリアにつながるかもしれない」と思うことがあるかもしれません。

ステップ3) 子どもの頃の自分が、「楽しい」「おもしろい」と夢中になっ
てしていたことは何ですか？

　ステップ3では、自分がすっかり忘れてしまっていた好奇心を呼び覚まし
てみます。看護職の仕事で目の前のことに忙殺されている状況から過去の自
分に立ち返り、無条件に好きだったことを思い出してみましょう。

ステップ4) ステップ1〜3の共通点や、これから関心をもって生きてい
きたいと思うことは何ですか？

　自分の興味関心を複数の視点で考えた結果、まったく関係ないように思っ
ていたものが、なぜかつながってきたりします。そんな、共通点やつながり
を探してみましょう。

ステップ5) ステップ4で見つけたことは、看護のキャリアに影響しそう
ですか？

　つながってきたこと、あるいは、つながっていないことでも、看護のキャ
リアにどのように影響するか考えてみると、何かのチャンスが見えてくるか
もしれません。

ステップ6) 無理なく、何か失敗しても、興味をもち続けるためにできそ
うなことはありますか？

　ステップ6では、チャンスを待つための準備をします。少しのつまづきや
忙しさが妨げになって継続することができないものは、キャリアにつなげて
いくのは難しいものです。無理なく、楽しいと思えることを継続してもち続
けることで、チャンスをつなげることができます。

● 引用参考文献
1)　J. D. クランボンツ，ほか．その幸運は偶然ではないんです！．東京，ダイヤモンド社，
　　2005，229．

7.　過去の転機を分析する

1）人生の中で転機になったと思える経験を書いてみよう

2）その転機を乗り越えるために準備したことは何ですか？

3）変化に対応するためにどのように対処しましたか？

4）誰かから支援をしてもらえましたか？　また、自ら支援を依頼することができましたか？

5）どのくらいの期間で乗り越えられましたか？　どのような状況になって乗り越えられたと考えますか？

6）一番、苦労したことと、そのことを乗り越えることのできた自分をどう思いますか？

◉「どのように転機を乗り越えたか」がその後のキャリアに影響する

　キャリアには、転機（トランジション）があります。人生の中で周辺環境が大きく変化したり、何かを選択しなければならない状況が、期待する・しないに関わらず訪れます。何か大きな力が働いているとしか思えないような、そんな転機を経験することもありますよね。後から考えれば、あれは運命の分かれ道だったと思えたり、人との出会いによって状況の変化がもたらされる場合もあります。相手を受け入れたからこそ拓かれたキャリアもあれば、受け入れなかったからこそ拓かれたキャリアもあるわけです。一番重要なのは、自分がどう考えてその転機を乗り越えたのかが、その後のキャリアに影響するということです。

　私自身が仕事にしている中途採用者の適応支援では、転機を経験している人に寄り添います。問題解決は自分自身がしなければ道は拓けませんので、私はとにかく話を聴くことしかできません。しかし、その経過においても、その看護職の準備状況や対処能力、人を頼る力が見えてきます。そんな経験を振り返ることが、困難を乗り越える力をつけていく第一歩になります。

◉「過去の転機を分析する」ワークシートの使い方

　ステップ 1 ）人生の中で転機になったと思える経験を書いてみよう

　転機（トランジション）になった経験を思い出して自己分析をしてみます。客観的事実を明確にするよりも、自分が何を体験していたのかを大事にして書いてみましょう。例えば、自分にしかわからないつらい思いをしていたかもしれません。客観的な事実よりも、その大きな影響が「自分に何をもたらしたか」の方が重要です。

　ステップ 2 ）その転機を乗り越えるために準備したことは何ですか？

　転機を迎えることがわかっていた場合には、その転機に対して準備がどうであったのかを振り返って考えることができます。「していた準備」と「して

いなかった準備」を書いてみると、自分の傾向が見えてくるでしょう。

[ステップ３] 変化に対応するためにどのように対処しましたか？

　大きな変化の中で、自分がどのように対処したのかを書いてみましょう。また、予測できなかったさまざまな事柄を、どのようにとらえ、何をしたのかを考えてみましょう。

[ステップ４] 誰かから支援をしてもらえましたか？　また、自ら支援を依頼することができましたか？

　自分を支援してくれる人は、自分の能力の一部と言うことができます。人は誰でも強みと弱みがあり、得意不得意があります。変化の中で、支えてくれる人や自分の弱さを補ってくれる人が自分の周りにいたでしょうか。そして、そういう人に支援を求めることができたでしょうか。振り返って考えてみましょう。

[ステップ５] どのくらいの期間で乗り越えられましたか？　どのような状況になって乗り越えられたと考えますか？

　困難な状況を乗り越えるには時間がかかります。しかし、乗り越える力がついてくると、乗り越えるためにかかる時間も短縮されていきます。同じような困難な事柄が徐々に短時間で克服されていることに気づけると、自分の成長が実感できます。

[ステップ６] 一番苦労したことと、そのことを乗り越えることのできた自分をどう思いますか？

　このステップでは、自分の苦手とすることや課題になりそうなことが見えてきます。さらに、それを乗り越えた自分を客観的に観ることができると、さらに成長を実感でき、自分で自分を労うことができます。

8. ライフキャリアを見つめる

1）あなたは今、人生のどの地点にいると感じますか？

2）今、生きていくうえで担っている役割は何ですか？

3）それぞれの役割の詳細を書いてみよう

	役割	役割に対する気持ち	エネルギー配分	自分にどのような意味があるのか
1				
2				
3				
4				
5				

4）これからのキャリアに活かすことのできる役割と活かし方

	役割	これからのキャリアにどのように活かしていくのか
1		
2		
3		
4		
5		

● 人生において担っている「役割」について考えてみる

ライフキャリアは重要です。看護職としてのキャリアの前提にはライフ（人生）があるからです。もちろん、看護職としてのキャリアとライフキャリアはオーバーラップしています。看護を大事にするからこそ、人生を大事にしていると実感できる人もいますし、ライフを大事にしているからこそ、看護職としての自己実現ができるという考え方もあります。

人は人生において、さまざまな役割をもって生きていきます。子どもであり、大人であり、地域人であるという役割をもっているかもしれません。さらに、配偶者かもしれないし、学生かもしれません。ドナルド・E・スーパーは、人が生きていく過程のライフステージと役割過程を提示しました（図1、2)[1]。

8つの役割過程は、虹のような図で示していることから、「ライフ・キャリア・レインボー」とネーミングされています。キャリアは仕事ではなく、多様な役割を含んだものです。そのため、さまざまな経験から学んでいると考えることができます。

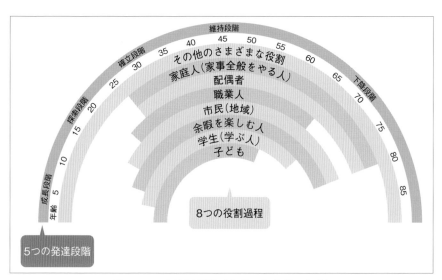

図1　8つの役割過程（文献1を参考に作成）

5つの発達段階	
第1ステージ：成長段階 （0〜14歳）	自分がどのような人間であるかを知り、職業や仕事に対しての関心や意味を深める時期。
第2ステージ：探索段階 （15〜24歳）	職業についての希望を形成し、その実践を通して、生涯にわたる仕事かどうかを考える時期。
第3ステージ：確立段階 （25〜44歳）	職業への方向性を確定し、その職業で自己確立を図ることが課題になる時期。
第4ステージ：維持段階 （45〜65歳）	これまでに得た経験や地位を守り、維持することに取り組む時期。
第5ステージ：下降段階 （66歳以降）	仕事や諸活動の減退、退職の時期。第2の人生を楽しむことに興味や関心が向けられる時期。

図2　5つの発達段階（文献2を参考に作成）

● 「ライフキャリアを見つめる」ワークシートの使い方

ステップ1　あなたは今、人生のどの地点にいると感じますか？

　発達過程で考えると、あなたは今、どの位置にいるでしょうか。人生のどの位置にいるかを客観的に観てみると、何かキャリアについて検討すべきことが見えてくるかもしれません。

ステップ2　今、生きていくうえで担っている役割は何ですか？

　役割にはさまざまなものがあります。ライフ・キャリア・レインボーに表

現されている 7 つの役割以外にも、あなたが担っていることがあれば書いてみましょう。役割を意識することでキャリアについて考える手がかりが見えるかもしれません。

ステップ 3　それぞれの役割の詳細を書いてみよう

　ステップ 2 で書き出した役割について詳しく考えていきます。役割を考える時には 1 つ 1 つ丁寧に、その役割に対する気持ちや「自分にとってどのような意味があるのか」を考えましょう。答えは自分の中にありますから、自分自身と話し合ってみましょう。また、キャリアを考えるとき、エネルギー配分は重要です。

ステップ 4　これからのキャリアに活かすことのできる役割と活かし方

　今担っているそれぞれの役割について、今後のキャリアにどのように活かすことができるかを考えるステップです。例えば最近よく話題になる、子育てや介護、遊び、学習などの役割で、両立の仕方やエネルギー配分に困っているとします。その経験の中には、キャリアに活かせるものがあるかもしれません。

● 引用参考文献 ——————————————————————————

1)　Donald E. Super et al, Life Roles, Values, and Careers：International Findings of the Work Important Study, 1995, Jossey-Bass. 24.
2)　渡辺三枝子. 新版キャリアの心理学. 京都, ナカニシヤ出版, 2007, 42-43.

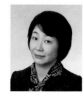

◆著者プロフィール

濱田 安岐子（はまだ・あきこ）

看護専門学校卒業後、臨床現場で11年間を過ごす。3年間の看護専門学校専任教員を経て、独立に向けて厚生労働省認定キャリアコンサルタント能力評価試験に合格し、キャリアコンサルタントの資格を取得（2016年より国家資格化）、看護系大学非常勤で学生と学びを共有し、2006年からフリーランスで看護師のキャリアカウンセリングや病院看護部の教育プログラム企画運営等の支援を始める。病院に所属せず、中小病院の看護部に就職する中途（既卒）採用者の適応支援面談や教育コンサルティングで看護部の労働環境改善に貢献。2010年にNPO法人看護職キャリアサポートを設立。地方自治体との看護師確保対策事業、個別のキャリア開発支援、執筆活動や研修会の企画・運営支援、研修講師を通して看護師が元気に自分らしくキャリアを継続できるように活動。2018年には株式会社はたらく幸せ研究所を設立し、健康とキャリアを組み合わせたコンサルティングサービスを一般企業にも提供し健康経営に貢献、幸せに働く社会を目指している。

かんご かんりしゃ
看護管理者のための
し えんじゅつ
キャリアデザイン支援術
さき せいちょう うなが
—スタッフを支え・成長を促す
めんだん こうじょう
面談スキル向上！

2020年9月1日発行　第1版第1刷
2024年8月10日発行　第1版第2刷

著　者　濱田 安岐子

発行者　長谷川 翔

発行所　株式会社メディカ出版
　　　　〒532-8588
　　　　大阪市淀川区宮原3-4-30
　　　　ニッセイ新大阪ビル16F
　　　　https://www.medica.co.jp/

編集担当　永坂朋子／猪俣久人
編集協力　松本守永（ウィルベリーズ）
装　　幀　臼井弘志
本文イラスト　藤井昌子
印刷・製本　三報社印刷株式会社

© Akiko HAMADA, 2020

ISBN978-4-8404-7266-1　　Printed and bound in Japan

当社出版物に関する各種お問い合わせ先（受付時間：平日9：00～17：00）
●編集内容については、編集局 06-6398-5048
●ご注文・不良品（乱丁・落丁）については、お客様センター 0120-276-115